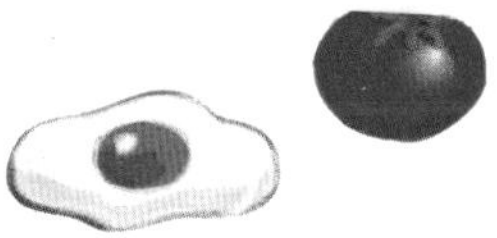

70歳からおいしく栄養がとれる食事のくふう

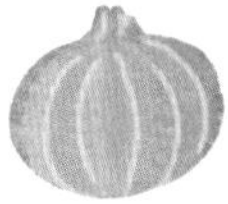

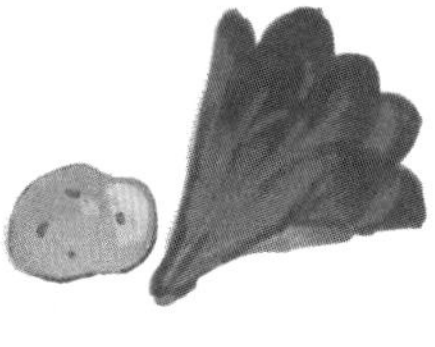

| 監修 |
特定非営利活動法人
京都栄養士ネット

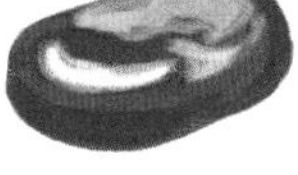

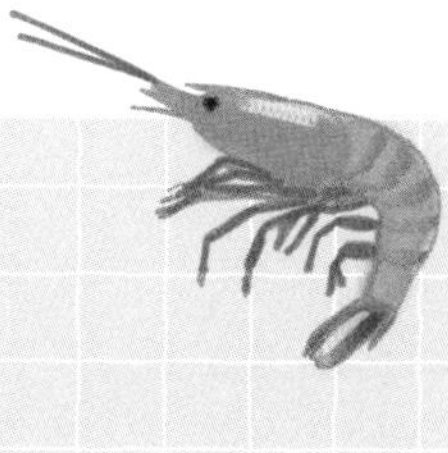

日本文芸社

はじめに

本書『70歳からおいしく栄養がとれる食事のくふう』を一緒に作っていただきたいとのお話を受け、私たちは悩みました。私たちにご依頼に応えるだけの力があるのか……メンバーみなで話し合いました。

本書の刊行の目的を伺い、その思いに至った担当者の方々の熱意は、ご自身の介護の実体験から発せられる言葉でした。いただくご質問は、日ごろ訪問活動で直面すること、悩むことと重なっていました。私たちは、「在宅訪問栄

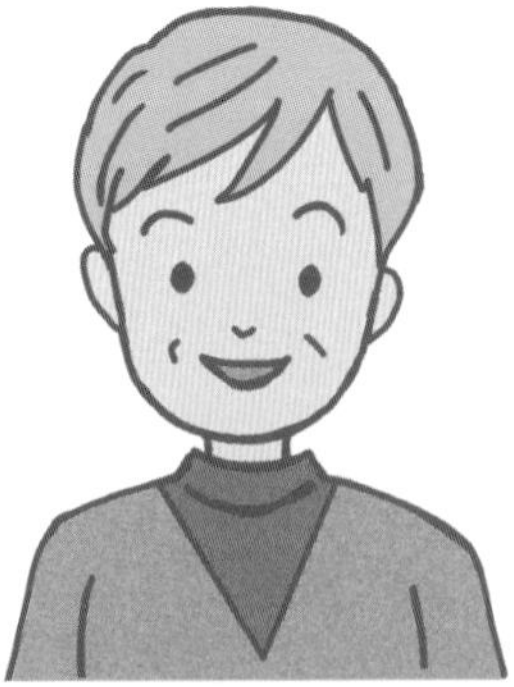

養士」として、自宅で療養しているかたや介護を受けているかたのご自宅を訪問して栄養指導を行っています。また、元気だけれど、ご自身の体に合った食事のとりかたを知りたいかたには、介護予防講座などで、栄養がとれる食事のアドバイスもしています。

これらの活動でお会いするかたがたに、ちょっとしたヒントや事例をお伝えすることがあります。次にお会いしたときに、「知ってよかったわ」というお声を頂戴することも多く、お悩みのほんの一部でも解決する道が見え、ほっとすることができると、こんなにもお顔が違ってくるのだと実感することがあります。「食べる」を通じて、元気なお姿を拝見することは、私たちの活動の励みになっています。このような場面がいっぱい広がるように、だれもがおいしく食べて、健康に過ごせる食環境を整えていきたいと思っています。

本書に書かれていることは、ひとつのアイデアであり、日々の食生活のヒントです。ご自身でも、ご家族の食事の準備をされているかたにも、必要な栄養を知り、毎日の食事に取り入れるためのお役に立てればと思っています。この本がいつもみなさまのそばにあって、「これは……？」というときに開いていただけることを願っています。

「食べる」を楽しむ、そしてご自分らしく生活を楽しむ、そんな毎日を作っていただくことを、私たちも地域のかたがたと一緒に目指したいと思っています。

特定非営利活動法人　京都栄養士ネット
代表　樹山　敏子

京都栄養士ネットのスタートは訪問栄養指導

京都栄養士ネットの提案

2012年に結成した京都で活動する管理栄養士グループです。2018年から日本栄養士会が認定する「認定栄養ケア・ステーション」として、また、2021年10月からは「機能強化型認定ステーション」として医療保険、介護保険を使った栄養指導を行っています。私たちの合言葉は「おいしくたべて」。訪問栄養士の活動内容の紹介とご自宅での食事のとりかたを提唱しています。「認定栄養ケア・ステーション」は全国にあり、管理栄養士と栄養士が食と栄養に関する幅広いサービスを提供しています。詳細は p.144をご覧ください。

シニアへのアドバイス		活動内容
おいしいは 心と体の栄養の素	**お**	**お**いしく、 咀嚼《そしゃく》・嚥下《えんげ》機能に合った 食形態および食事内容の指導
いつも彩《いろ》ととのえ 「赤・黄・白・緑に黒」 今日は、全部あったかな？	**い**	**い**ろいろな慢性疾患に合った 食事指導、献立の提供
汁物はいろいろ入って、 便利なおたすけマン	**し**	**支**援者（家族・ヘルパー）や 本人への調理指導
組み合わせ考えるは、 健康の第一歩	**く**	**具**体的かつ 負担感を軽減する支援
食べたら動く。動き方は、 体に合わせてよいのです。	**た**	**他**職種や介護施設との 積極的な連携
便利な食材利用して、 手抜きも料理上手の技にあり	**べ**	**便**利な栄養補助食品の紹介
手ばかりで量る食材、 今日のたんぱく食品、満点！	**て**	**て**いねいな観察・ 聞き取りによる栄養摂取状況・ 栄養状態の確認

もくじ

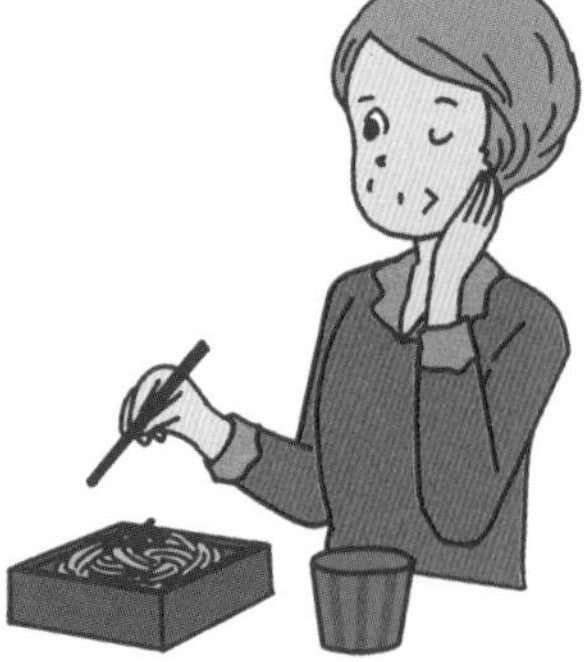

2章 70歳からの体に本当に必要な栄養素

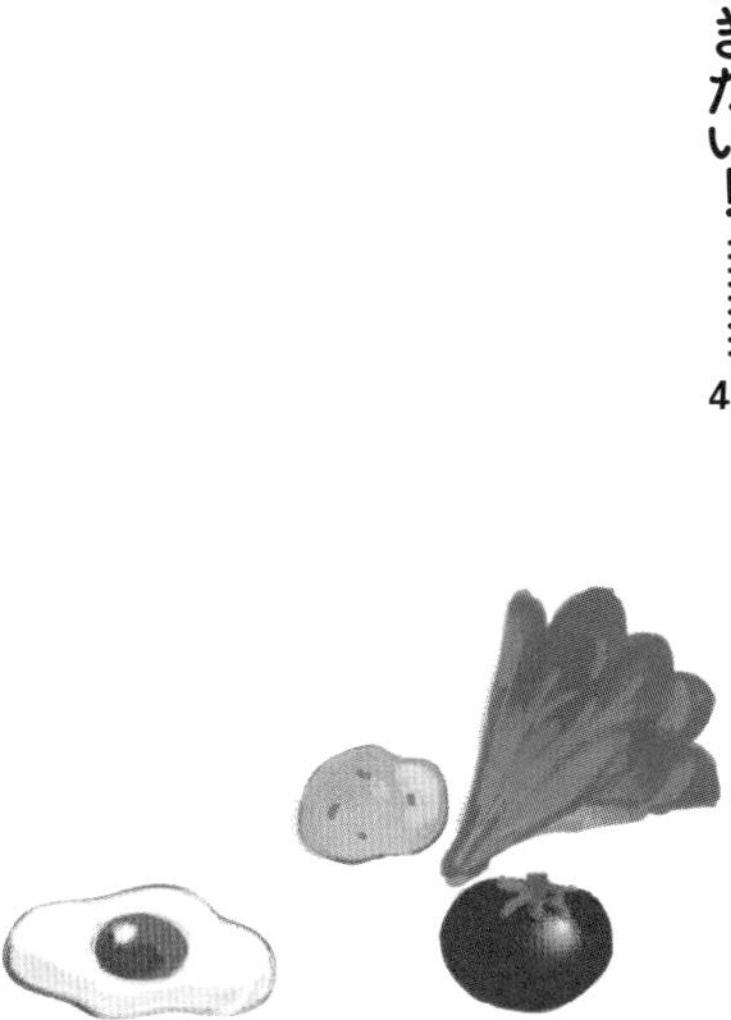

3章 おいしく栄養がとれる食べかた

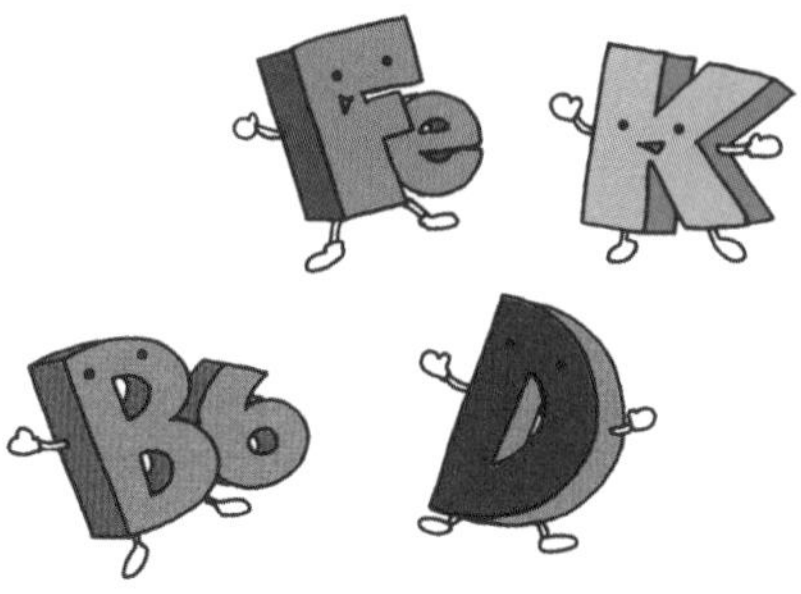

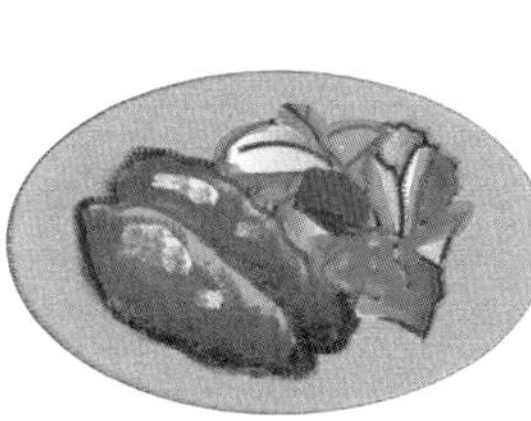

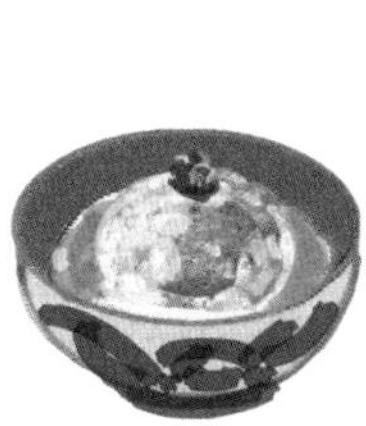

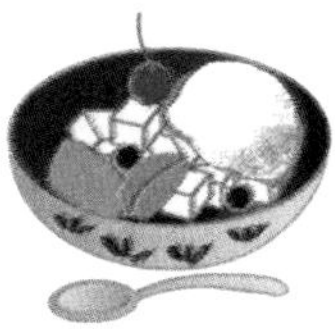

4章　栄養がとれる食べ物

食べやすくしてとりたい食材

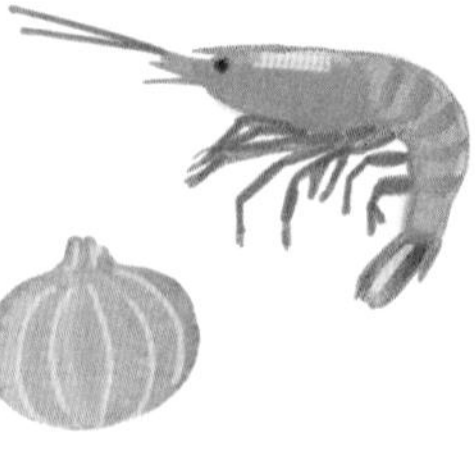

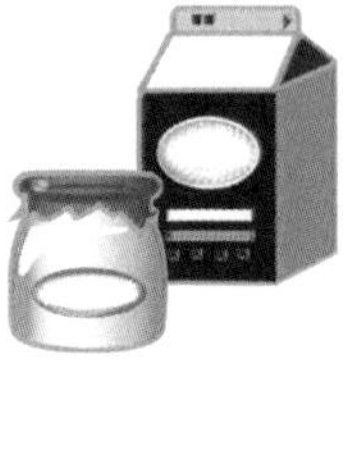

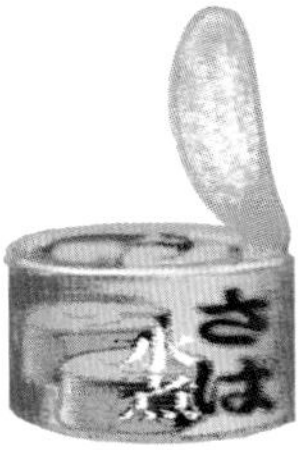
さば

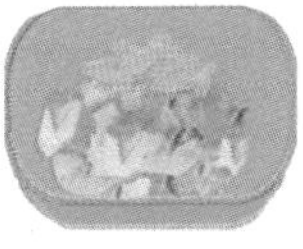

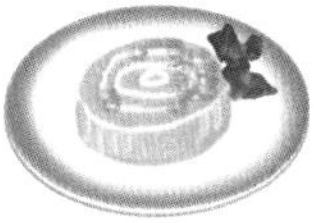

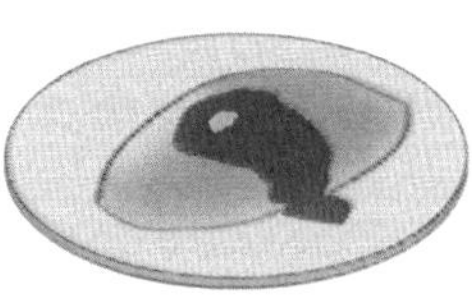

料理をラクにする

巻末レシピ

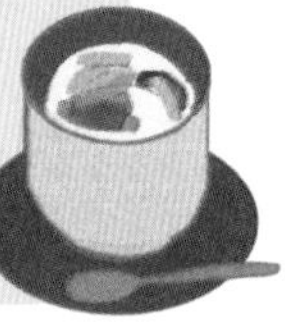

1章

低栄養になっているかも?

シニアのあるある食習慣

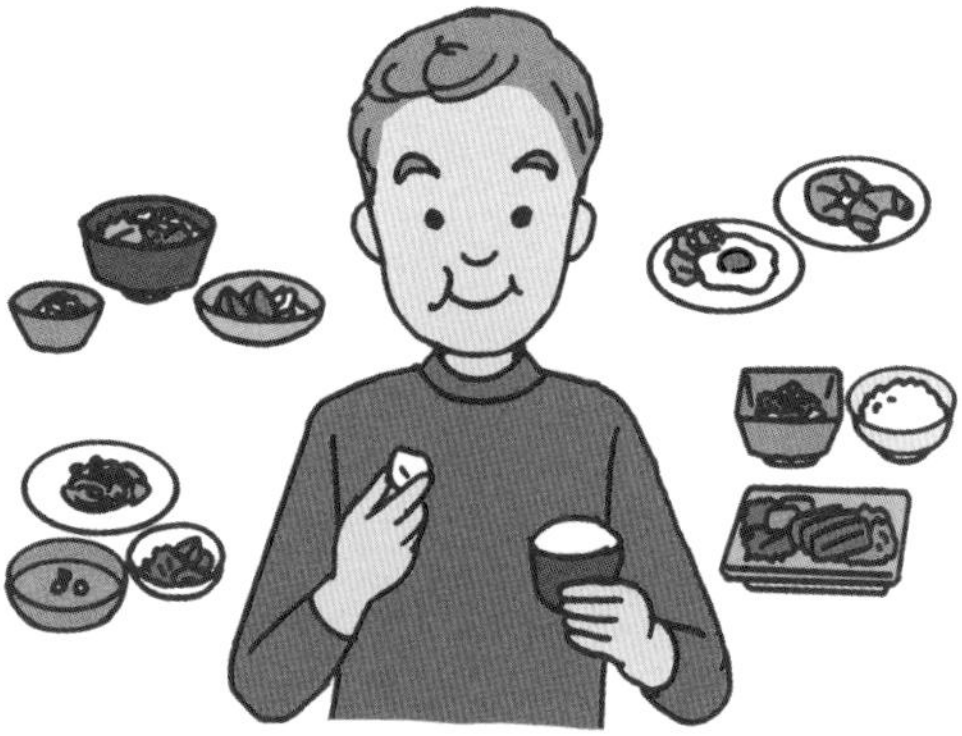

年齢を重ねると、体に必要な栄養素が変わってきます。食が細くなったのに、偏った食事をしていると、気づかぬうちに隠れ栄養失調になっていることも。今の自分の生活や食事の状況を振り返り、自分の栄養状況を知ることから始めましょう。ここでは、いつも訪問栄養指導を行っている管理栄養士が気になるポイントをお教えします。

1 食べる量が減る

1人前食べるのが難しいのは体と食環境が変化しているからかも？

年齢を重ねるにしたがって食べる量が減ってきたなというのは、多くのかたが実感するところでしょう。若いときは定食を大盛りにしておなかいっぱい食べたかったのに、今では「半分でいいや」と思ったりします。そして実際に食べ始めても、昔のようにはたくさんの量が食べられなくなっており、残してしまうかたもいるでしょう。**加齢によって消化のための機能が落ちたり、歯の具合が悪くなったりと、様々な要因から量が食べられなくなってきます。**

また、若いときほど1日の活動量が多くありません。現役のころに比べて移動の距離も体を動かす機会も減っているはずです。

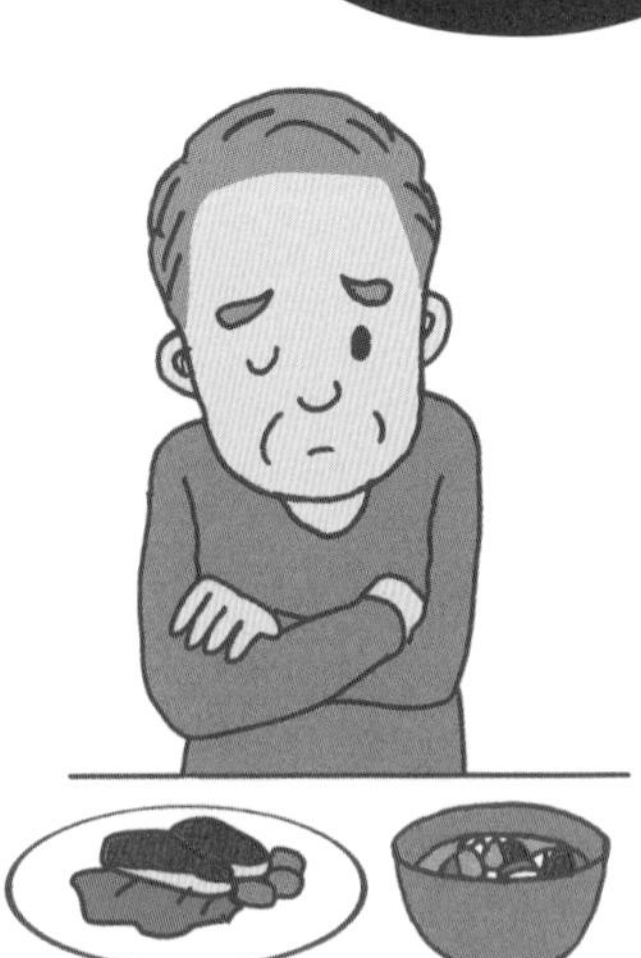

活動量に比例して、若いときと同じくらいの食事量を欲しなくなっているのも事実です。場合によっては持病を抱え、食べたいものでも思うように食べられないというかたもいるでしょう。

また、私たちが日々、年齢を重ねたかたたちに接してい感じるのは、**「食べたい」という意欲がだんだん減ってきており、それには、食をとりまく環境の変化も大きいのではないか**と考えています。

交友関係がだんだん狭まり、親しかった友人たちとはごくたまにしか会わない、昔は一緒に暮らしていた家族たちもそれぞれ家を出て、夫婦２人暮らし、またはお１人で暮らしているかたは１人で食事をすることが増えているでしょう。そんな日々の中で、１日３食の食事を作って食べることが、半ば義務のように思えて、楽しみではなく、苦痛な時間になっているかたも少なくないと感じています。私たちは日々の活動を通じて、「いやいや、食事は楽しいものだ」とお伝えしたいと思っています。

さらに、目標があれば、「食べること」に意味を見いだし、食への意欲を取り戻すことができます。例えば、「孫の結婚式までは元気でいよう」といった具体的な目標です。

「食べること」は単なる生理的欲求とは限らず、目標ややりがいといった精神面とも密接な関係にあるのです。

2 低栄養になる

食べているつもりでも低栄養状態の可能性があります

「低栄養」という言葉を聞いたことがありますか？　飽食の現代では「戦前のこと？」「外国の話？」と思いがちですが、これは現代の日本の高齢者に多くみられるものです。文字通り、加齢によって食欲が低下し、かむ、飲み込む、消化するなどの体の機能が落ちることによって栄養がとれなくなっている状態のことをいいます。体調がとても悪い、経済的な問題などから食事の回数や量が減っている場合だけでなく、**毎日3食きちんと食べていても低栄養になっているかたが、実はとても多いのです**。

私たち栄養士が「低栄養」と判断するときは、血液検査の結果なども踏まえて検討しますが、自分でもわかるポイントがあり

低栄養の傾向にある人

65歳以上の男性	12.4%
65歳以上の女性	20.7%

出典：令和４年度
国民健康・栄養調査結果の概要

ます。体重が減ってきて、今までの食事量では食べ切れず、少しずつ残すようになることです。もし身近な家族の栄養状態を確かめたいときは、次のことを調べてみてください。

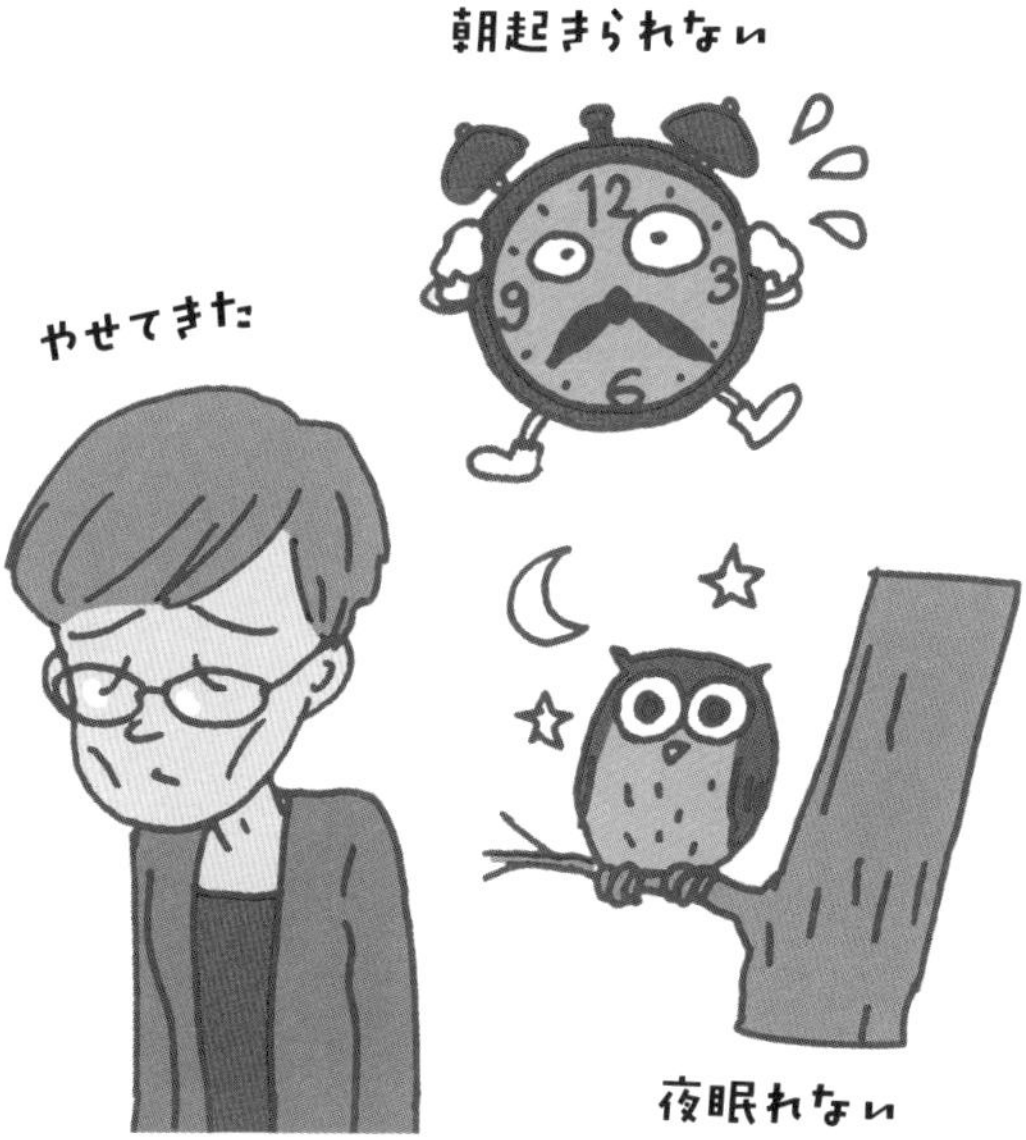

- **背中を触ると骨ばっている**
- **握った手を握り返す力が弱くなっている**
- **舌が白くなっている**
- **口の中に食べ物が残っている**
- **今まで片づいていた部屋が散らかっている**
- **起床時間や食事がバラバラになっている**

些細なことが、低栄養の片鱗だったりします。**低栄養であるということは、心身の健康が維持できなくなっていることで、病気になりやすく、介護状態につながる可能性があります**。

42〜44ページでは食欲、低栄養傾向のチェックができます。ぜひ自分でチェックしてみましょう。

3
かむ力、飲み込む力が落ちる

低栄養になると筋力が低下し、かむ・飲み込むにも支障が出ます

低栄養になると、まず体の筋肉が落ちてきます。食べる量が減ると、体の組織を作るたんぱく質が十分にとれなくなるからです。たんぱく質が不足すると筋肉を作ったり維持したりすることができなくなります。筋肉というとムキムキの体を想像してしまいますが、どんなに**やせているかたでも体を動かすためには筋肉の力が必要です**。食事の場面でいえば、箸を持つ、茶わんを持

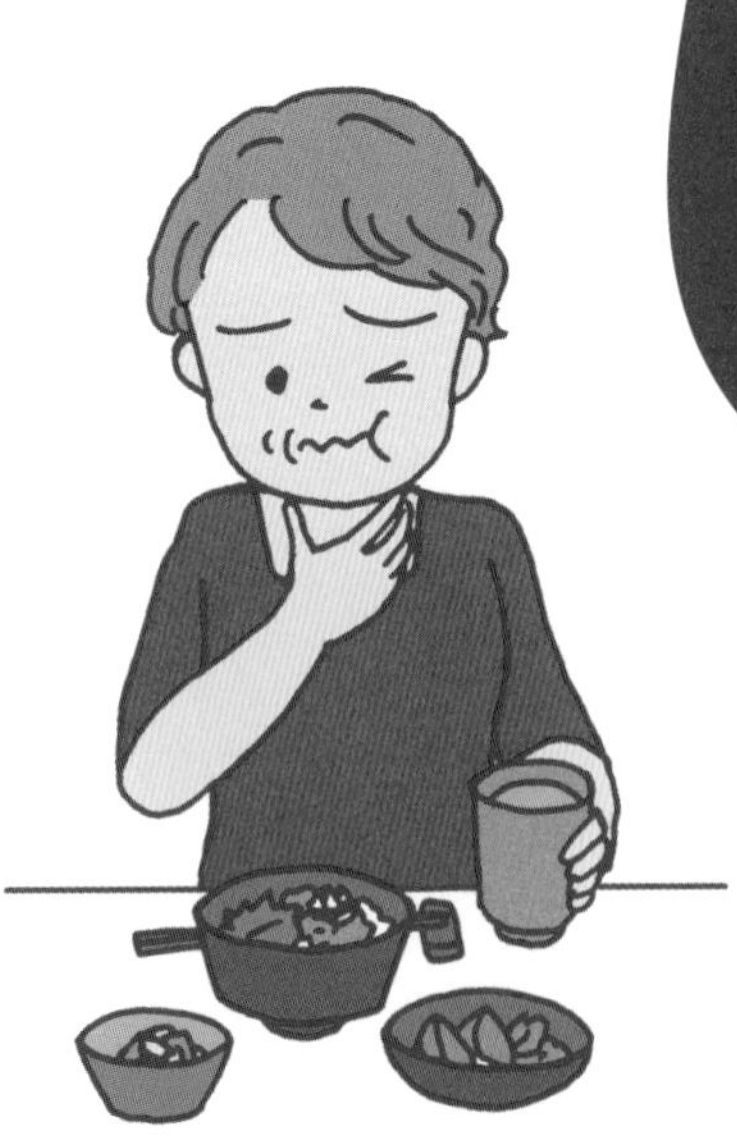

つ動作はもちろんのこと、食べ物を口に入れたあとのかむ動作、飲み込む動作にも口やのどのまわりの筋肉を使っています。**筋力が減ったり、筋肉の量が少なくなってくると、「かむ」「飲み込む」という行為も今までのようにはいかなくなってしまいます**。かめない、飲み込めないということは、口から栄養をとり入れることができなくなることにつながります。本人にとっても、なかなかかめない、飲み込めないということが続けば、食べるのもおっくうになってしまいますね。そもそも、筋力が落ちると食事を用意すること自体がおっくうになりがちです。そして、さらに食べる量が減っていくというわけです。

食べる量が減ることによる筋力低下などの悪循環に陥らないように

食べる量が減ったことでたんぱく質が不足すると、筋力が減り、活動量が減り、食欲もわかないという悪循環から抜け出すことができなくなります。私たちはまずご自身で今の自分の健康と栄養状態に気づいてもらいたいと思っています。もしこの悪循環に入りそうな兆候があれば、**低栄養にならないための食事内容と食べかたを知り、なるべく早く対策をとることが、健康を保つために大切**と考えています。

4 口腔環境が変化する

口の中の支障がさらなる低栄養を招きます

食べた物がかめない、というのは筋力の低下とともに、口の中の環境によるところも多いものです。虫歯や歯周病を放置して、歯が欠損してかみにくくなっている、せっかく作った義歯が合わず、歯のすき間に食べ物のカスが入りやすい、そもそも義歯の周辺が痛んでかみにくいということはないでしょうか。

また、「かむ」「飲み込む」に関わるのどなどの筋肉の低下は見られない場合でも、虫歯や歯周病、義歯などを気にして、**あまりかまなくてよい食べ物ばかりを選んで食べていると、かむ、飲み込むのに必要な筋力を使う機会が少なくなり、衰えていくということも考えられます**。最初は「虫歯を治すまで」「義歯を調整するまで」とやわらかく飲み込みやすい食事をとっていたとしても、歯科に行くのを先延ばしにするうちに、飲み込みやすい食事ばかりになり、栄養が偏っていきます。筋力を維持するためのたんぱく質は、主に肉や魚からとりたいのですが、かみにくいと、どうしてもそうしたものから遠ざかりがちです。**本当に筋力が落ちてしまう前に、口の中で起きている問題をできるだけ早く解決しましょう。**

また、ぜひやってほしいのが「口のすすぎ」と「うがい」です。口内をきれいにするためでもありますが、口やのどのまわりの筋肉、舌の運動にもなります。水を含んですぐに吐き出すのではなく、時間をかけて、口のまわりの筋肉や舌を思い切り動かしてみてください。声を出してのうがいも効果的です。私たちが実際に関わっているシニアのかたたちでも、これらのことを習慣化しているかたはかむ、飲み込むことが歳を重ねてもうまくできていて、その結果、食事もおいしく食べ続けられています。

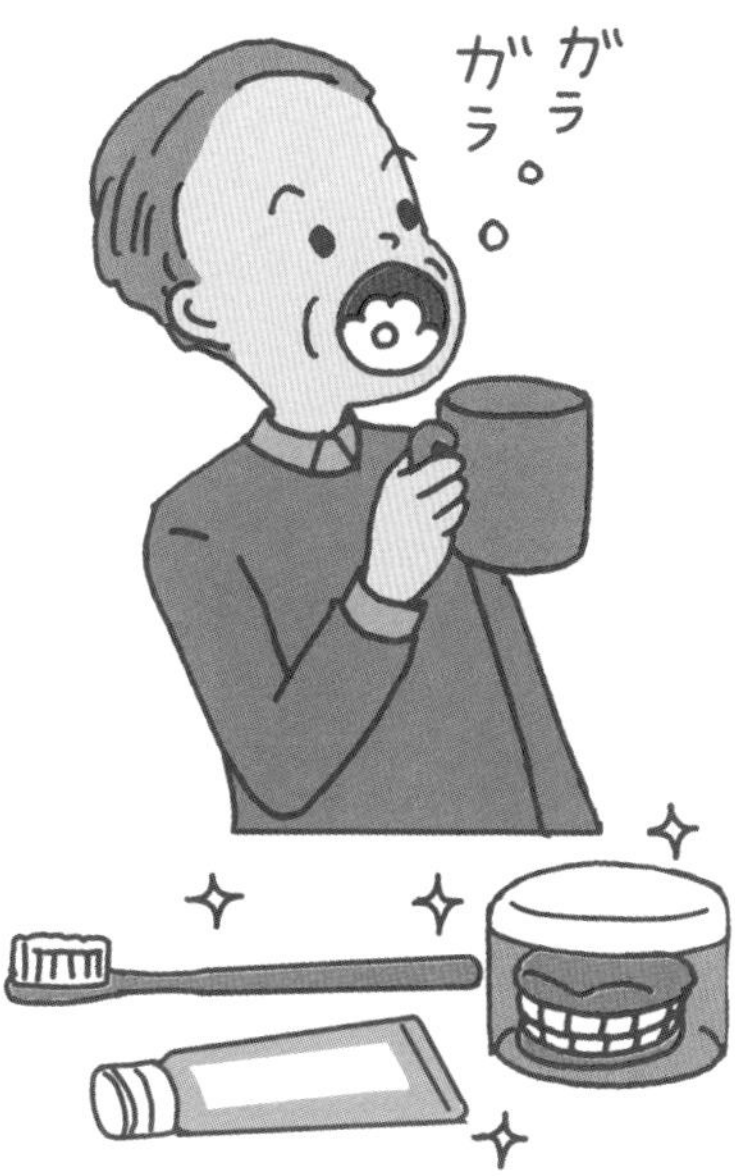

5 食への関心が薄れる

食事の醍醐味《だいごみ》を見失った食環境ではありませんか？

今、この本を手に取ってくださったかたは食への関心がとても高いと思います。私たち訪問栄養士が訪ねるかたの中には、残念ながら食への関心が低いかたも多く、どうしたら食に関心を持ってもらうことができ、食べる意欲を出してもらえるかを考えながら活動しています。

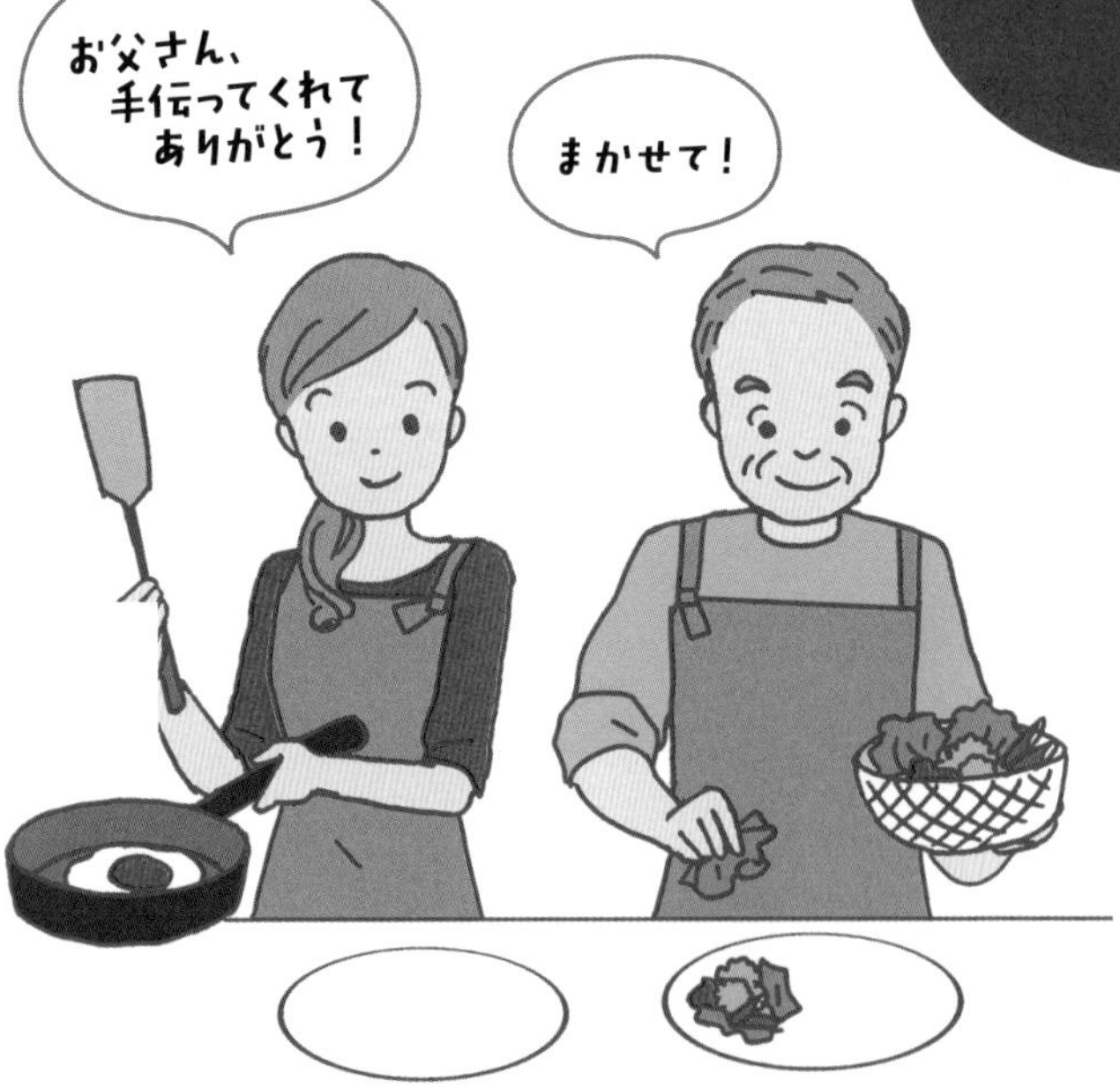
お父さん、
手伝ってくれて
ありがとう！
まかせて！

仕事や家事、運動などで疲れて、おなかがすいたときに食べるご飯のおいしさは格別です。活動量が減るにつれて、「とてもおなかがすく」ことも少なくなり、外食が減り、食事の支度も面倒になってくると、いつしか「おいしい食事」「楽しい食事」から遠ざかり、**食への関心そのものが低くなってしまうシニアのかたたちもたくさんいます**。

　ここまで述べてきたように、加齢に伴って体機能が落ちてくるのは避けられないことです。しかし、くふう次第で食への関心を持ち続けることはできますし、機能が落ちたなら落ちたなりの方法で、食を楽しみ、食生活を維持していく方法はあります。ご紹介している「食事のくふう」の中から、「今の」体や食習慣に合った方法を見つけて、日常生活に取り入れてください。

　食事でどんな栄養素がとれるかということはもちろん大切ですが、**実は、食事の環境を整えることがもっとも大切です**。食事作りに参加したり、親しい人とにぎやかに食事をすることで、箸が進む人も多いはずです。食事の醍醐味はもちろんおいしく食べることですが、

・**作っているときに漂うおいしい匂い**
・**盛りつけるときの見た目の美しさ**

など、ご自身にとって食事のどんなところが楽しいかを改めて考え、ぜひ取り入れてみてください。

6

食べやすいものに偏り、偏食になりがち

好き嫌いはあってもいいので「これなら食べられる」ものを見つけて

だれにでも好き嫌いはあるものです。たいていの場合は苦手な食品の栄養を補う何かが必ずあります。加齢とともに食の好みが変化することもありますが、多少の好き嫌いはあってよいのです。ただ、肉や魚全般が嫌い、野菜全般が嫌いといって、まったく食べないでいるのは、低栄養に直結します。**肉や魚、野菜の中で、栄養があって、口に合うものをを探していくことが必要です**。今は自分で手間暇かけて作らなくても、缶詰、レトルト食品、コンビニ食品なども種類が豊富になりました。いろいろな食べ物を試してみて、これだったら食べられるというものを見つけてみてください。

食事のバランスをチェックしてみましょう

普段の食事がバランスよくとれているか、ときどきチェックしてみましょう。「さあ、にぎやか（に）いただく」を合言葉に、1日に食べたものがあればその欄に○印をつけます。表中の10種類の食品群のうち、7種を目指してみましょう。

	月/日	月/日	月/日	月/日	月/日	月/日	月/日
さ 魚							
あ 油							
に 肉							
ぎ 牛乳・乳製品							
や 野菜							
か 海藻							
に い 芋							
た 卵							
だ 大豆							
く 果物							
合計							

出典：ロコモチャレンジ!推進協議会・東京都健康長寿医療センター研究所

※『さあ、にぎやかにいただく』は東京都健康長寿医療センター研究所が開発した食品摂取の多様性スコアを構成する10種の食品群の頭文字をとったもので、ロコモチャレンジ！推進協議会が考案した合言葉です

7 味覚を感じにくくなる

味覚の変化で濃い味を好むように

加齢とともに味の好みが変わることか多いというのは、24ページの「偏食」の項目でも触れました。「若いころは甘いものが好きではなかったのに、最近は好きになってきた」とよく耳にします。甘いものは直接エネルギーに結びつくものですから、食べる量が少なくなっても甘いものが食べられていれば、最低限の生命維持はできるでしょう。ある意味、生き物としてすぐれたしくみと言えるのかもしれません。

反対に、塩味を感じにくくなったというかたも多いものです。いつもと同じように調理しているつもりが、お子さんに食べさせたときに「いつもよりしょっぱいよ」と言われてしまったという経験があるかたもいるのではないでしょうか。

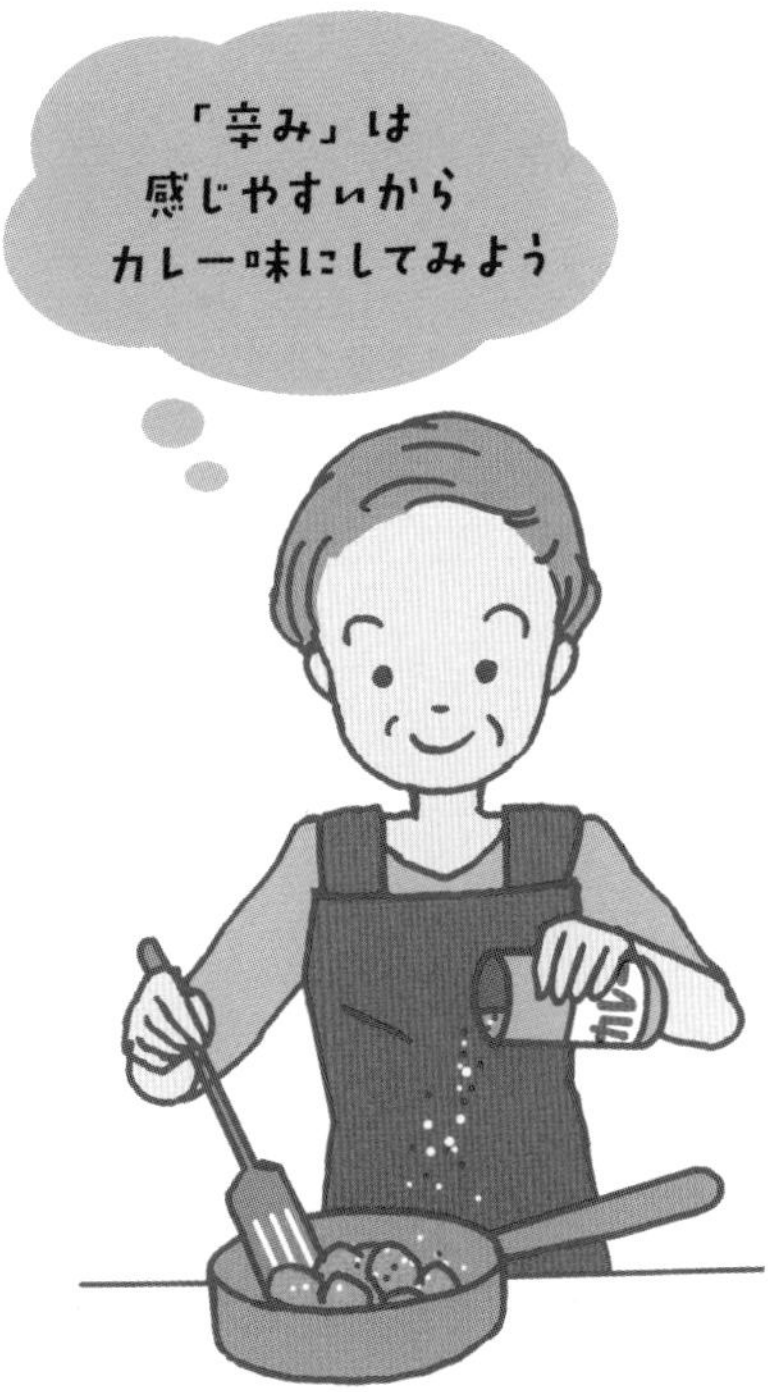
「辛み」は
感じやすいから
カレー味にしてみよう

甘いもの、塩辛いものは、ともに味の濃いものです。口の中には「味蕾《みらい》」という味を感じる部分があります。加齢に伴って味蕾の数が減っていき、シニア世代になると赤ちゃんのころと比べて、半分近くにまで減るとも言われています。それだけ**味を感じにくくなる**ということです。味を感じにくい中で、味の濃いものに特に味覚が反応しやすいため、甘味や塩味を好んでいるように見えるのですね。

味覚の低下の原因に、亜鉛の摂取不足があります。詳しくは60ページで説明しますが、食べる量が減ってくると摂取できる亜鉛の量も減るために、味を感じにくくなることもあります。

シニアといえども、甘いもの、塩分の強いものをとり過ぎると、生活習慣病を招くことは変わりありません。かといって、味を感じないものばかりでは食欲も落ちます。**食事の中で味にメリハリをつけることが大切です。1回の食事の献立の中で、味の濃淡のバランスを取りましょう**。

8 水分不足に気づきにくく、脱水になりやすい

無自覚脱水は命取りに?! 1時間に1杯の水を飲みましょう

最近では酷暑による熱中症の話題から、「適切に水分をとる」ことが盛んに提唱されるようになりました。酷暑はつらいですが、水分をとることの大切さが広まったのはよいことです。年齢を重ねるにしたがって、のどの渇きを感じにくくなることがあります。熱中症になったお年寄りが「のどが渇かなかったから水分はとらなかった」と言っているように、**自分ではのどの渇きは感じないのに、実は脱水状態、またはそれに近い状態になっていることもしばしばあります**。

今のシニア世代は、若い世代のかたのように外出先でも気軽にペットボトルの水を

買って飲むことがあまりないように思います。ほんの少し前までは、水は家の水道水を飲み、外出するならお茶を水筒に入れて持っていくという生活でしたから。歳をとって、水を注いで飲む、お茶を沸かして飲むということも面倒になって、そんなにのどが渇いているわけではないからあとでいいか、となり、水分不足になりやすいのです。

また、夜中にトイレのために起きるのがいやで、水を飲まなくなるのも水分不足になる原因のひとつです。しかし実は、**歳をとると水分をとってもとらなくても夜中にトイレに起きるものなのです**。水分をとらなくても起きるなら、水分はきちんととりましょう！ と私たちはお伝えしています。

水を飲む量、飲む時間を決めておくのもいいでしょう。のどが渇いていてもいなくても、1時間にコップ1杯の水を飲む習慣をつけておくとちょうどよい水分補給になります。水を飲みにくいかたは氷をなめるのでもよいです。100円ショップでは、なめやすい小さい氷用の製氷皿が売られているので、こまめに氷をなめて水分をとりましょう。医師から水分制限を指示されているかたは、その指示にしたがってください。

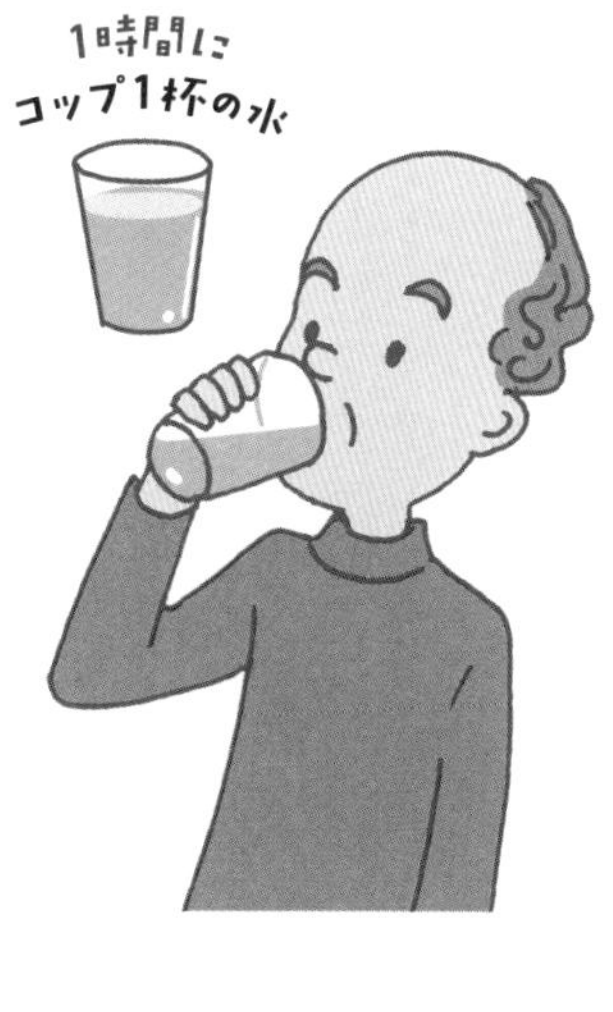

9 消化不良を起こしやすくなる

若いときとは異なる食環境や飲み薬に原因があることも

筋力が落ちると、かむ力も弱ってくるというのは、18ページでも述べました。しっかりかむことで唾液が出て、消化を助けることはご存じのとおりです。しっかりかめなくなることで、まず消化に必要な唾液が徐々に少なくなります。ほかにも筋力が落ちると、飲み込む力や食道の力、胃腸の収縮力も落ちるため、食べたものが体内で移動するのにも影響が出ます。食べ物が移動した先では各器官で消化・吸収が行われますが、ここでも加齢に伴い消化酵素の生成が減るなどして、若いころと比べると消化が難しくなります。水分が不足しがちなことは、28ページで述べましたが、水分量が少ないと便秘しやすくなります。こうして若いころに比べて下痢や便秘などが増えてきたというかたが多くなるのです。**下痢や便秘が増えているのは薬が影響していることもあります**。薬の副作用で便秘しやすい場合、下剤が処方されていることも多く、便秘で苦しみ、下痢でも苦しむということになりかねません。このような場合はまず主治医に相談してみてください。

胃腸の調子は精神的なことにも大きく左右されます。以前は子どもたちも含めてにぎやかに食事をしていたかたでも、今は夫婦２人、または１人で静かに食事をとっているというかたも多いことでしょう。たまに訪れた子どもから、自分でもわかっているのに「もっと○○も食べなきゃ」などと言われたら、気分が落ち込むかたもいると思います。消化は副交感神経が優位なときに活発になります。リラックスして楽しい雰囲気で食べることが副交感神経を優位にし、消化もよくします。**毎食は難しくても、身近なかたと楽しい食事の時間を持つ機会を増やしたいですね**。

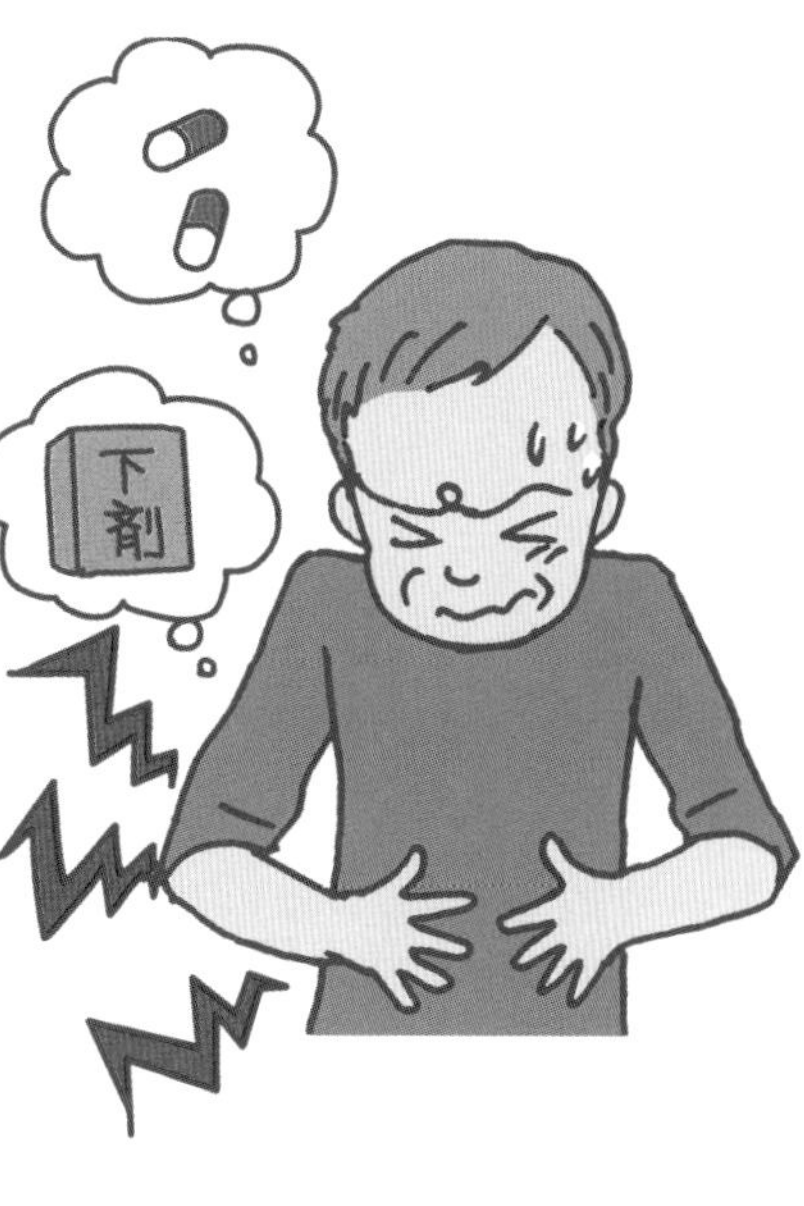

10 持病対応、病気予防が必要になる

病気とつき合う手段のひとつが食事

年齢を重ねると持病のひとつやふたつが出てくるのはしかたがありません。その病気とどう向き合っていくか、そのための環境をどう整えていくのかということのひとつが食事になると思います。

例えば、糖尿病の人は、主治医の指導で、ある程度の食事の方針が出されているはずです。ただ、「糖尿病だからご飯は食べられない」「このおかずしか食べない」といった思い込みで、偏った食事をしてしまっているかたも多く見受けられます。ご飯は食べない、決まったものしか食べないということが低栄養につながっていきます。

食べられるもの、その量などをひとつひとつ確認していくと、くふう次第で、食事は楽しめます。「糖尿病はカロリー計算が

大変」と家族が必死に計算をしながら献立を立て、調理するようなイメージを持っているかたも多いでしょう。しかし、今はコンビニで買えるおかずにも細かく栄養価が記載されているので、かんたんに摂取する栄養素の把握をすることができます。

このように、手間をかけずに栄養を把握し、おいしく食べる手段も整ってきました。主治医の診察を受けて食事が気になったら、「栄養士と話をしたい」と相談してみてください。病院の栄養相談室や連携を取っている栄養士を紹介してもらえることがあります。「このコンビニで売っているこの商品は食べられるかな？」そんな質問でも構いません。少しでも日常の食事をラクに、豊かにする方法を聞いてみてください。これは持病のある人だけに限りません。今後、病気にならないように食生活を考えたい人も、かかりつけ医に相談したり、自治体などが開催する栄養教室をのぞいてみたりすることをおすすめします。

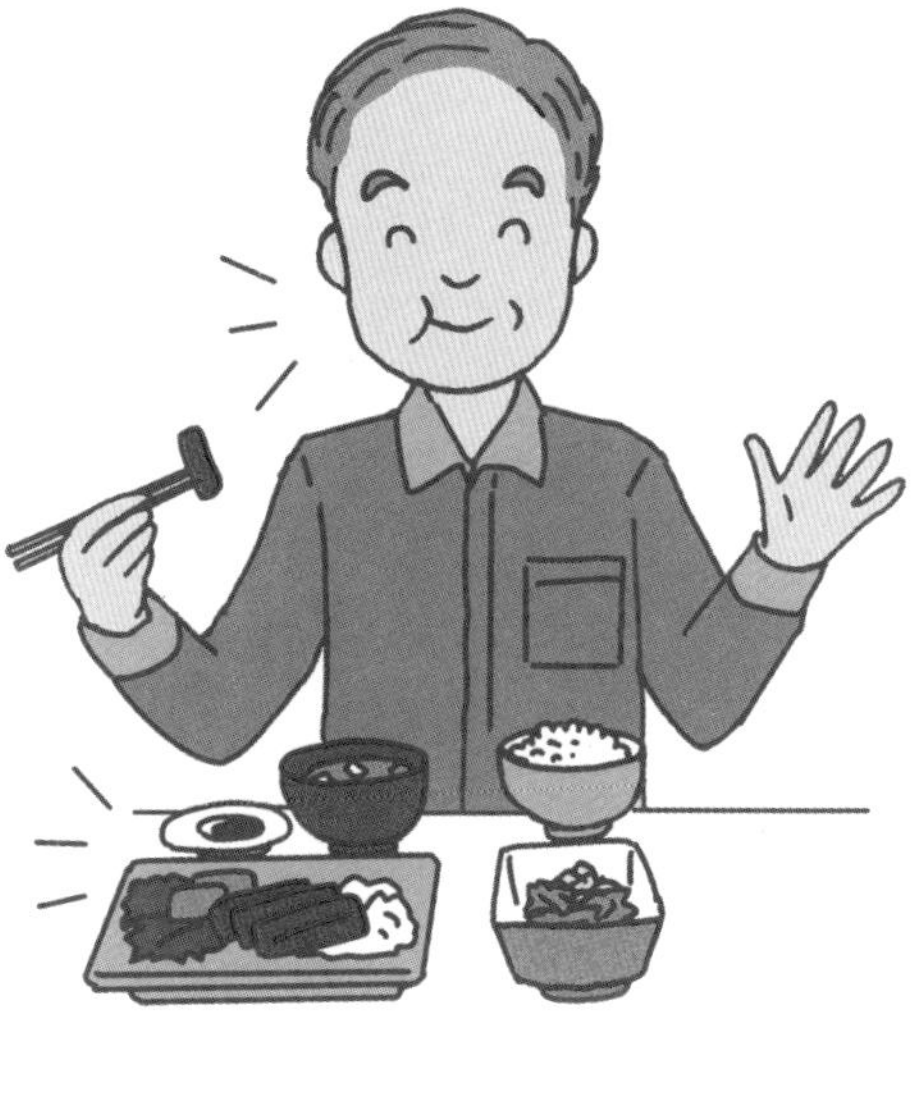

11

過去の記憶と食事が結びついている

食事の好みには、昔の記憶が関係している

この本を手にしているかたの中には、戦中、戦後の時代を経験しているかたもいるかもしれません。食べ物が乏しい時代を生き抜き、ひとつひとつの食品に思い入れがあるかたもおられるでしょう。訪問先でも「戦争中、こればっかりだったからもう食べたくない」と言い、サツマイモやカボチャを食べたがらないかたもいます。食と記憶は結びつきやすいものですから、その食材を見ていると、昔の思い出したくない記憶が蘇ってくるのはしかたありません。サツマイモもカボチャも効率よくエネルギーをとれるすぐれた食材です。それゆえに、食糧難のときにも、少量でおなかを満たすのに役立ってくれたのですね。

そんな**栄養価の高い食材は、今も上手に**

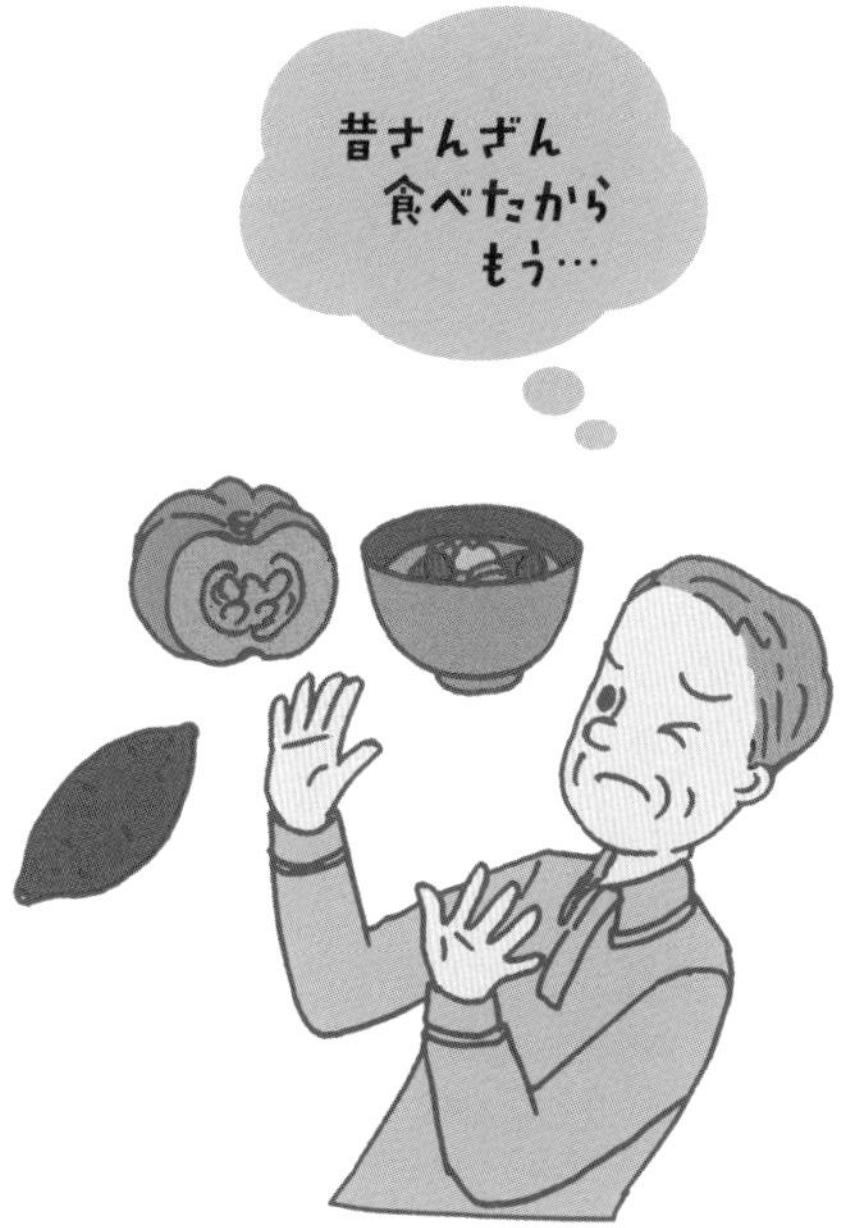

取り入れたいものです。思い出したくない記憶をおいしい記憶にぬり替えることもできます。最近は品種改良も進み、素材そのものがおいしくなっていることも。この本でも、サツマイモやカボチャでかんたんにできるおやつを紹介しています（p.129、p.140参照）。ぜひ作ってみてください。

今のシニア世代の特徴でいえば、給食の脱脂粉乳が牛乳に変わったときのことを鮮明に覚えているかたも多いでしょう。私たちのメンバーでも経験している者がいますが、「あのとき飲んだ牛乳のおいしさは忘れられない」といいます。牛乳は1日に1杯は飲んでほしいのですが、**おいしくて栄養があるからと水代わりに大量に飲んでいると、カロリーのとり過ぎにもなりますし、うまく消化できずにおなかの調子が悪くなることもあります**。

親の食事を用意されているかたで「なぜかこの食材は嫌がる」と困っている場合は、**食材に対するイメージが関係しているかもしれません**。まず話を聞いてみて、理由を知り、食べる方法を一緒に探しましょう。

これまでの栄養常識はいったん忘れましょう

シニア世代の食の常識を確認しましょう

これまで食事や栄養に関心があったかたほど、最新の健康情報を追い続けてきたのではないでしょうか。シニア世代に入るまでは、メタボ対策や生活習慣病予防が最優先課題でしたが、人によっては、これからはもっと気をつけるべきことがあります。

60代までの体と今の体では、活動量や生活環境の変化もあって、必要な栄養が変わってきます。体の変化に合わせて、食べ物も食べ方も変えていかなくてはいけません。今までの食常識をいったん忘れて、これからの体に必要なことを知りましょう。**現在の体の状態を知ったうえで、必要な対策をとることが、これからの健康のためには一番大切です**。次ページの食の常識〇×クイズに挑戦してみましょう。

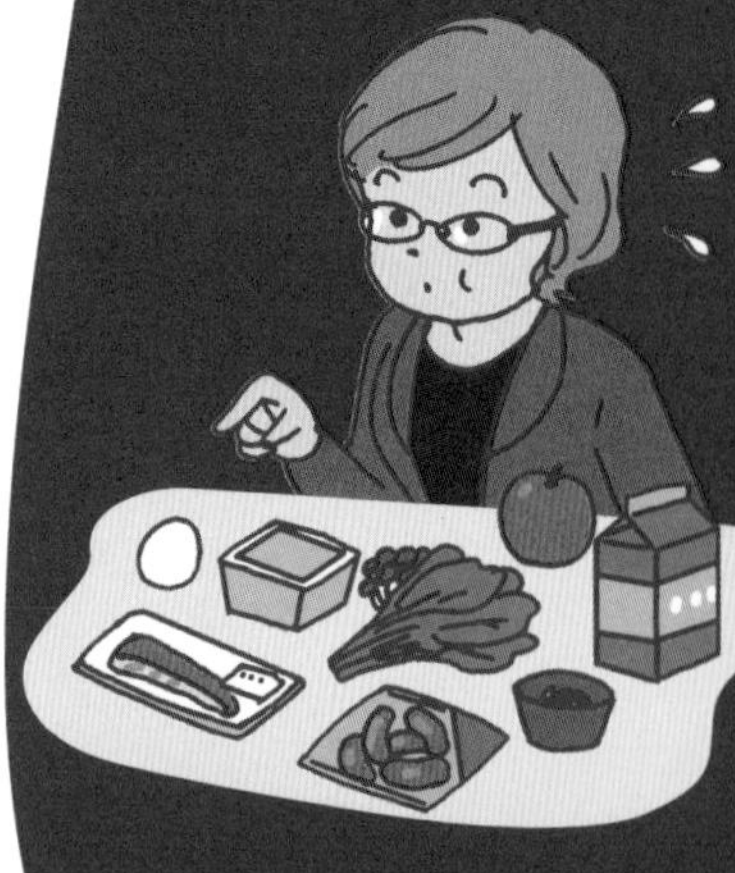

食の常識○×クイズ

□の中に○か×を書きましょう。

質問1 粗食は健康のためによい ……………… □

➡答えはp.38

質問2 1日3食を規則的に
食べなければいけない ……………… □

➡答えはp.38

質問3 糖質をとり過ぎないように
ご飯の量は減らす ……………… □

➡答えはp.39

質問4 健康のためには「ベジファースト」で……… □

➡答えはp.39

質問5 なるべくオイルカットした食事にする ……… □

➡答えはp.40

質問6 1日に30品目の食材を食べる ……………… □

➡答えはp.40

質問7 年齢を重ねたら肉よりも
魚を食べたほうがよい ……………… □

➡答えはp.41

質問8 BMIは22が標準 ……………… □

※BMIとは「ボディ・マス・インデックス」の略で肥満度や低体重（やせ）の判定に使われる数値です

➡答えはp.41

質問1の答え ×

粗食は低栄養を招く

生活習慣病の予防やダイエットのためにエネルギーの少ないものを少量食べていたかたもいるでしょう。今まではそれでよくてもシニアになったら、それは即、低栄養につながります。

過度にやせることは不健康、病気、介護状態に進んでいくおそれがあるので、注意が必要です。

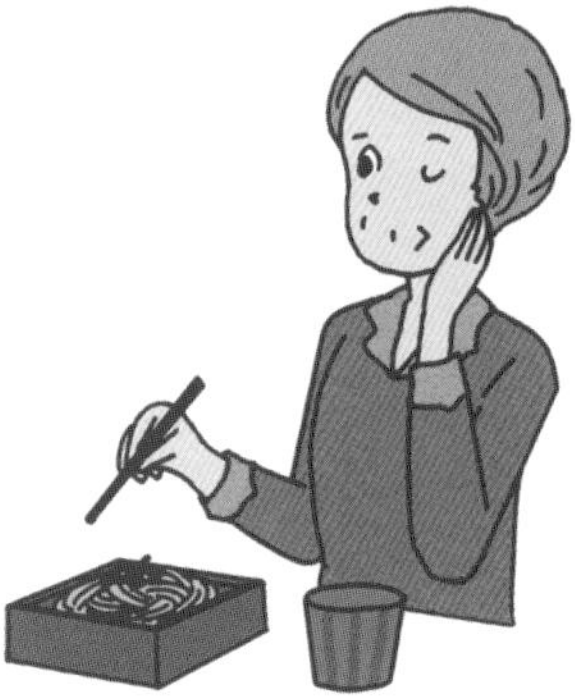

質問2の答え ×

3食で食べ切れなければ食事の回数を増やしてよい

朝、昼、夜と規則的に正しく食事をして、全量食べ切ればよいのですが、一度に食べられる量が減って残してしまうかたもいるでしょう。その場合は、間食も含めて分食にし、少しずつでも一定量を食べられるようにしてください。

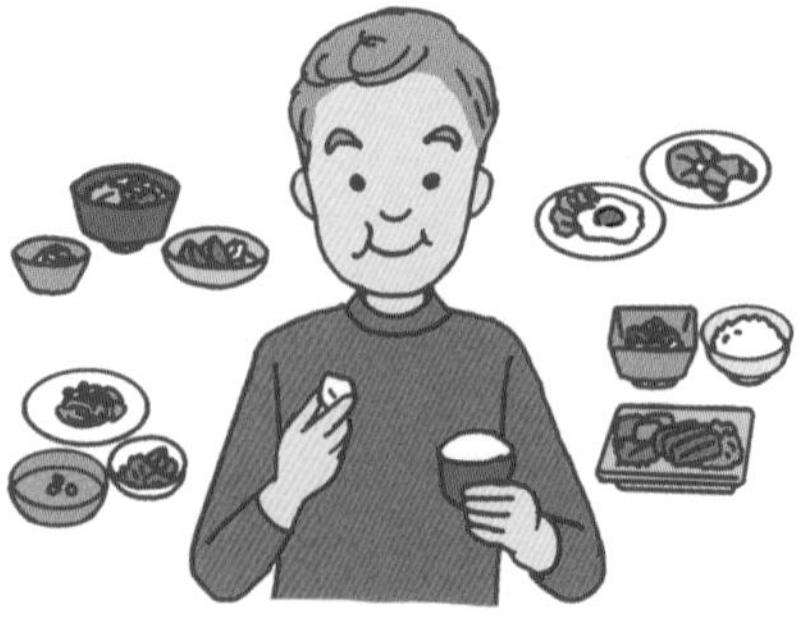

質問3の答え ×

ご飯は毎食茶わん1杯は食べる

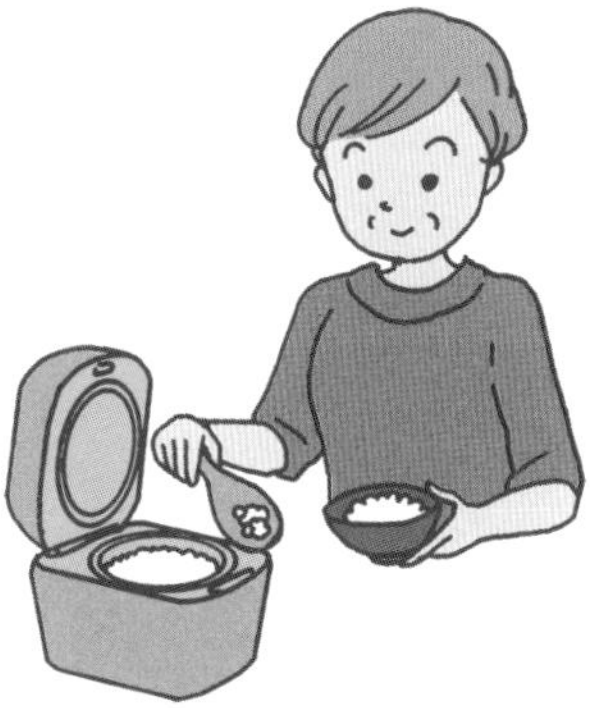

「糖質カット」は肥満のかたなど本当に必要なかたには有効ですが、糖質も体に必須の栄養素です。過度に控えると、必要な栄養がとれずにかえって体調を悪くするかたもいます。ご飯なら茶わん1杯、食パンなら1枚、麺類なら1玉は毎食必ず食べるのが、シニア世代の常識です。

質問4の答え ×

シニア世代は「たんぱく質ファースト」で

野菜から食べ始めると血糖値の急激な上昇を抑え、生活習慣病などを予防できるということで人気の食べかたになりました。シニア世代にまず必要なのは、たんぱく質です。献立すべてを食べ切れるかたはよいですが、食が細くなってきたかたはたんぱく質の主菜を残さないよう、先に食べ始めましょう。

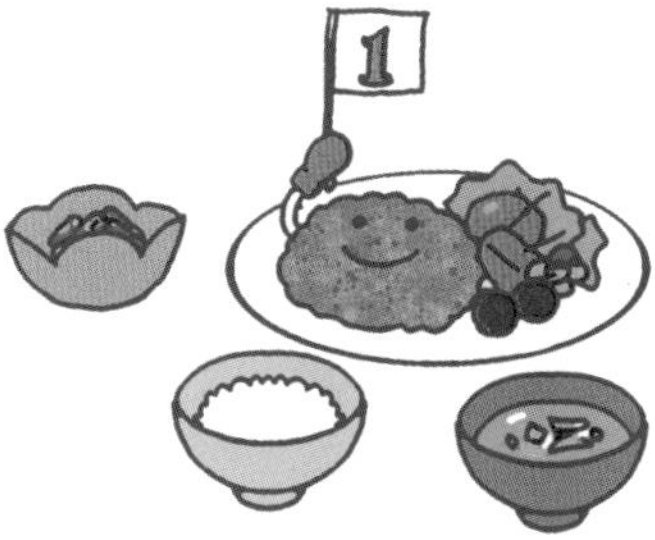

質問5の答え

×

シニアはオイル不足になりがち。オイルプラスを考える

「オイルカット」もまたメタボ、肥満、生活習慣病を防ぎたいかたには、お約束の食べかただったはずです。加齢とともに摂取するエネルギーが不足しやすくなるときに、油脂類は効率よくエネルギーがとれる食品です。また、オイルは排便をスムーズにします。

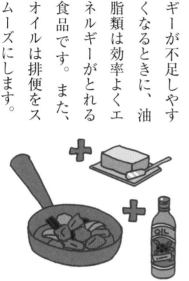

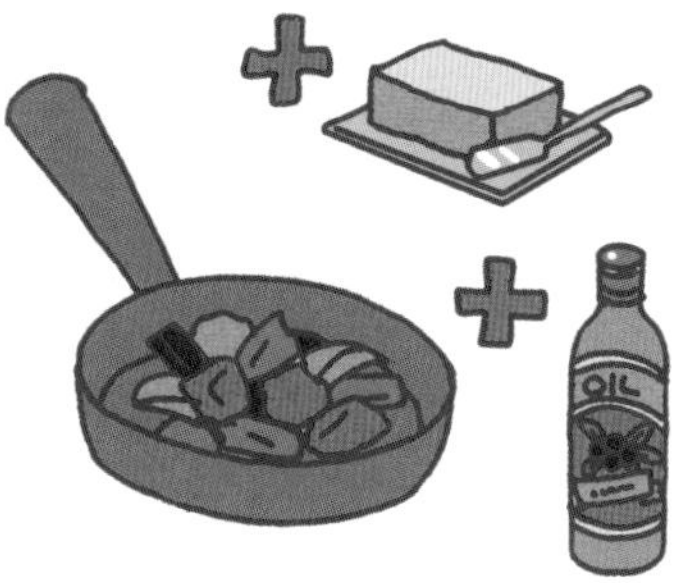

質問6の答え

×

品目数はこだわらなくてよい

「1日30品目」という言葉はよく知られています。１９８５年に出された食生活指針によるものですが、２０００年以降は指針からこの言葉が消えています。今は品目数にこだわらず、バランスよくとれればよいというイメージでＯＫです。

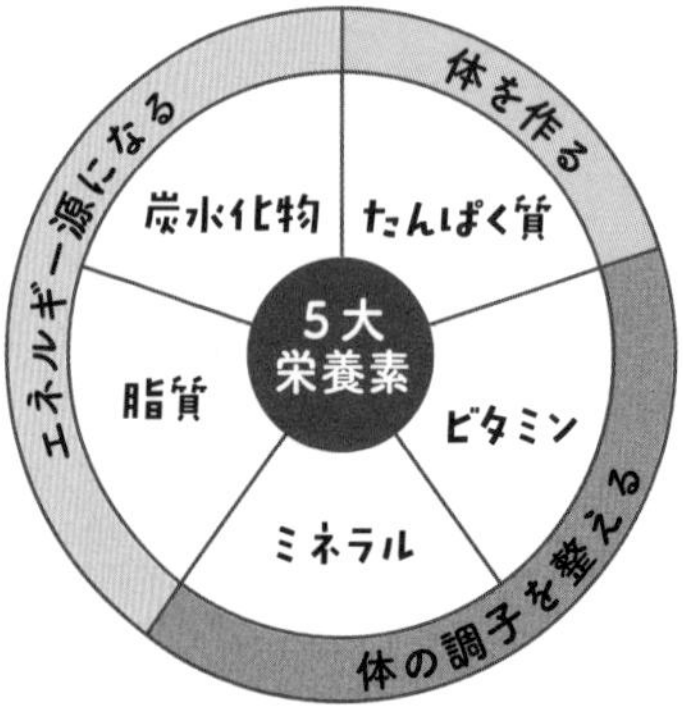

質問7の答え ×

肉も魚も食べるようにする

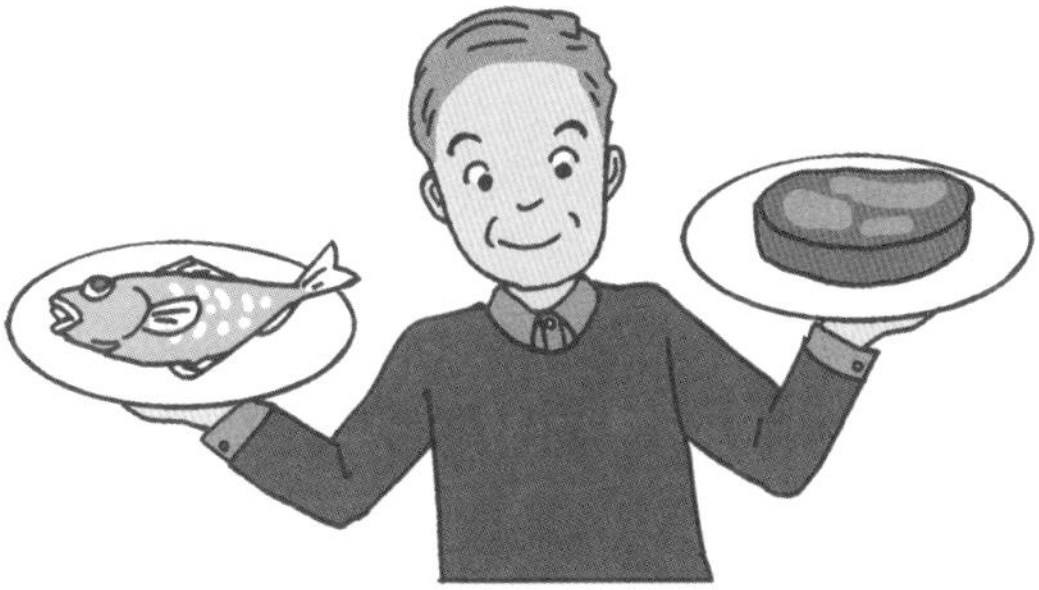

一昔前のシニア食事のイメージは魚ばかりでしたね。実際、今のシニア世代は肉もたくさん食べていて、そんなかたのほうが元気です。肉魚ともに良質のたんぱく質で、それぞれによい栄養が含まれています。好きなものを食べやすい方法で食べましょう。

質問8の答え ×

シニアのBMIは22より高めが目標

メタボ対策、生活習慣病対策、ダイエットする中年期までのかたたちにとって「BMI22」がひとつの基準になっています。しかし、シニアは下の表のように22よりもやや高めのほうが健康というデータもあります。

死亡率がもっとも低くなるBMI

追跡開始年齢	男性	女性
40 ～ 49 歳	23.6	21.6
50 ～ 59 歳	23.4	21.6
60 ～ 69 歳	25.1	22.8
70 ～ 79 歳	25.5	24.1

出典：佐々木 敏　高齢者にとって至適ＢＭＩはいくつか
「臨床栄養」Vol.114 No.6 2009.5;618

CHECK 1

あなたのBMIを計算してみましょう

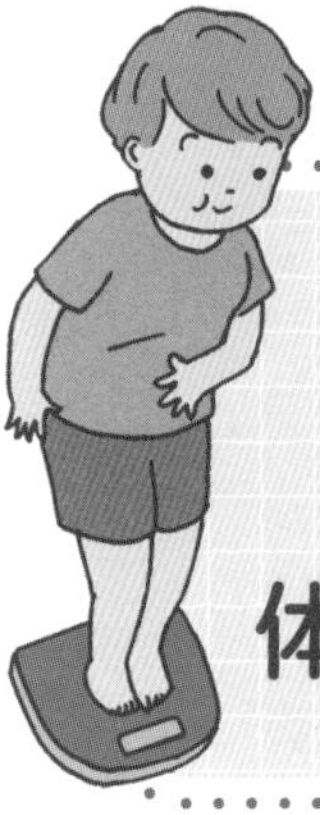

BMIの計算式

BMI

＝

体重(kg)÷{身長(m)×身長(m)}

□ kg ÷ {□ m × □ m}

＝ □

高齢者の目標とするBMIの範囲

年齢(歳)	目標とするBMI
18～49	18.5～24.9
50～64	20.0～24.9
65～74	21.5～24.9
75以上	21.5～24.9

出典：厚生労働省
「日本人の食事摂取基準（2020 年度版）」

例　身長155cm、体重56kg　女性の場合

56(kg) ÷ **1.55**(m) ÷ **1.55**(m)
＝ **23.3**（小数点第２位以下四捨五入）

例に挙げた女性の身長、体重の場合、65 歳未満の場合は標準をややオーバーしていますが、65 歳以上の場合は目標の範囲内に入っています。

CHECK 2

あなたの食欲をチェックしてみましょう

当てはまる項目の数字をひとつ選び、右下の欄に記入しましょう。
結果は p.44 に掲載しています。

A 食欲はありますか？

1. ほとんどない
2. あまりない
3. ふつう
4. ある
5. とてもある

B 食事をどのくらい食べると満腹感を感じますか？

1. 数口で満腹
2. 3分の1ほどで満腹
3. 半分ほどで満腹
4. ほとんど食べて満腹
5. 満腹になることはほとんどない

C 空腹感はありますか？

1. めったに感じない
2. たまに感じる
3. 時々感じる
4. よく感じる
5. いつも感じる

D 食事の味はどうですか？

1. とてもまずい
2. おいしくない
3. ふつう
4. おいしい
5. とてもおいしい

E 若いころと比べて食事の味はどうですか？

1. とてもまずい
2. おいしくない
3. ふつう
4. おいしい
5. とてもおいしい

F 食事は1日何回食べますか？

1. 1回未満
2. 1回
3. 2回
4. 3回
5. 4回以上

G ふだんどのような気持ちですか？

1. とても沈んでいる
2. 沈んでいる
3. 沈んでもなく楽しくもない
4. 楽しい
5. とても楽しい

H 食事中に気分が悪くなったり吐き気を感じることはありますか？

1. いつも感じる
2. よく感じる
3. 時々感じる
4. まれに感じる
5. まったく感じない

出典：CNAQ「要介護高齢者の口腔・栄養管理のガイドライン 2017」

食欲チェックの結果解説

右下の欄をすべて足してみて、当てはまるところが、
現在の食欲と栄養状態です。

29以上のかた

栄養がしっかりとれています

食欲、栄養状態とも十分です。今までの食生活を続けてください。

17～28のかた

栄養が不足しています

やや体重が減ってきてはいませんか？　体重が減りつつある人は、今までの食生活を見直して低栄養になるのを防ぎましょう。

8～16のかた

隠れ栄養失調です

低栄養になっています。かかりつけ医、またはケアマネジャー（介護保険を使っている場合）に相談し、管理栄養士など栄養の専門家から現状に合った栄養のアドバイスを受けてください。

2章

意識してとりたい！

70歳からの体に本当に必要な栄養素

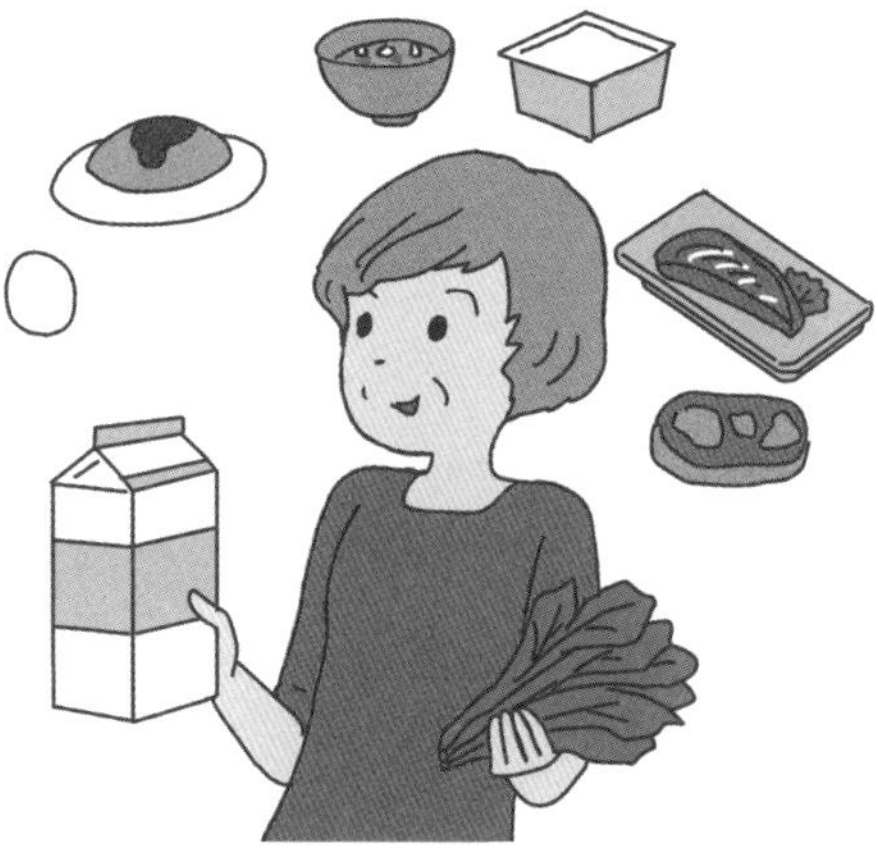

「元気なお年寄りは肉を食べている」「骨粗しょう症予防に牛乳がいい」とよく聞くけれど、元気でいるために必要な栄養素は？　ここではシニアが必ず押さえておきたい栄養素と簡単なとり方のコツをご紹介します。

シニアの栄養のとり方

これだけは押さえておきたい！

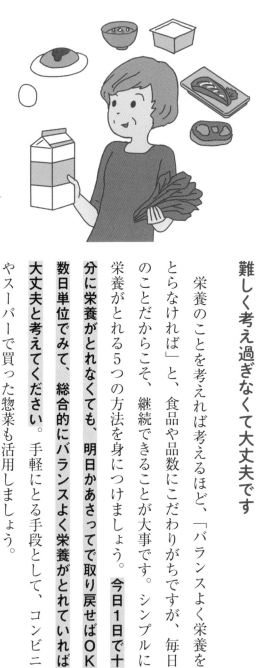

必要な栄養を効率よくとるのがシニア流 難しく考え過ぎなくて大丈夫です

栄養のことを考えれば考えるほど、「バランスよく栄養をとらなければ」と、食品や品数にこだわりがちですが、毎日のことだからこそ、継続できることが大事です。シンプルに栄養がとれる5つの方法を身につけましょう。**今日1日で十分に栄養がとれなくても、明日かあさってで取り戻せばＯＫ**。**数日単位でみて、総合的にバランスよく栄養がとれていれば大丈夫と考えてください**。手軽にとる手段として、コンビニやスーパーで買った惣菜も活用しましょう。

シニアの栄養のとりかた 5カ条

1
たんぱく質を
十分に
とりましょう

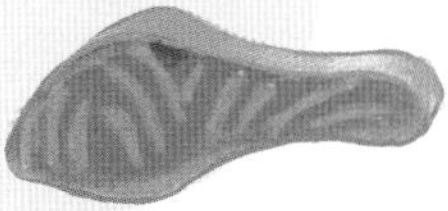

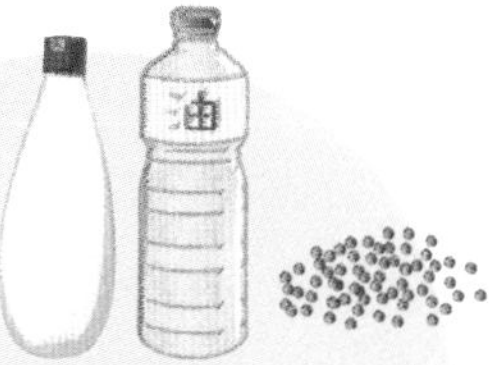

2
油脂が不足しない
ようにしましょう

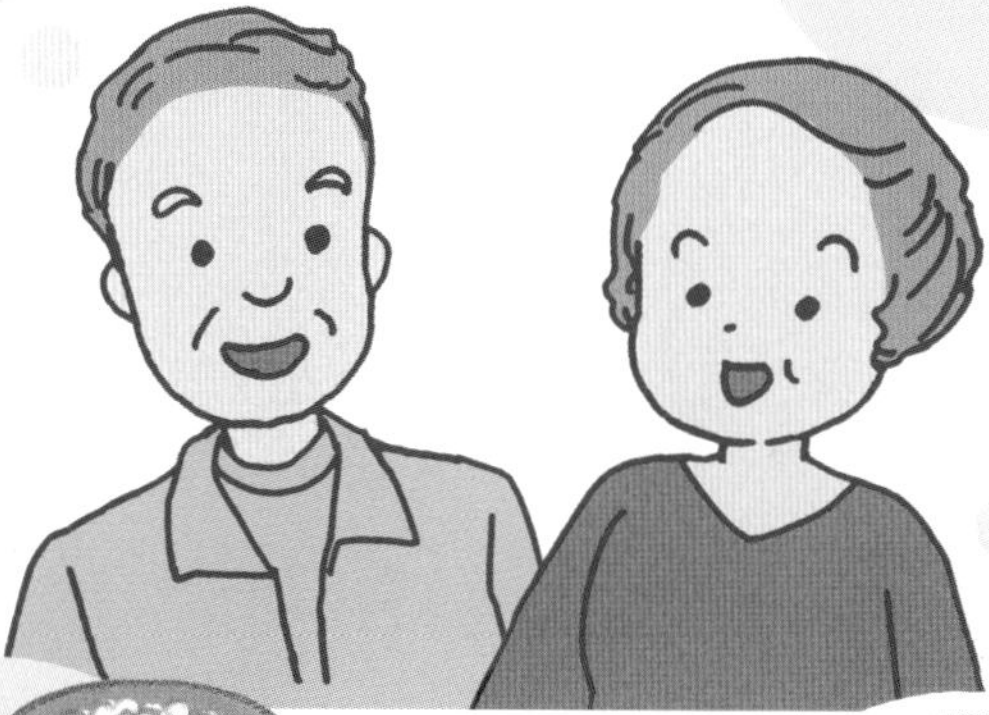

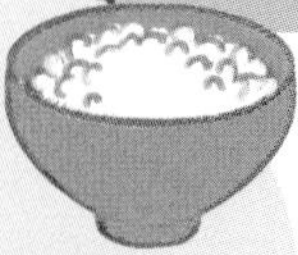

3
ご飯は減らし
過ぎずに

4
牛乳・乳製品は
毎日とりましょう

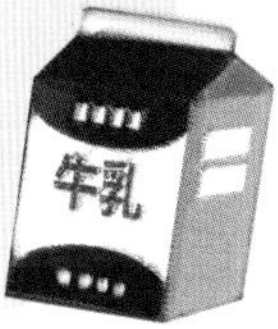

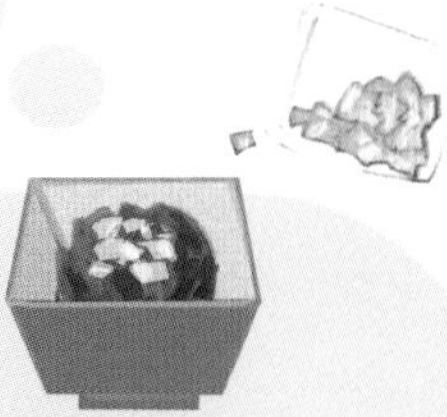

5
「ちょい足し」で
栄養はさらにアップ！

シニアにいちばん必要な たんぱく質

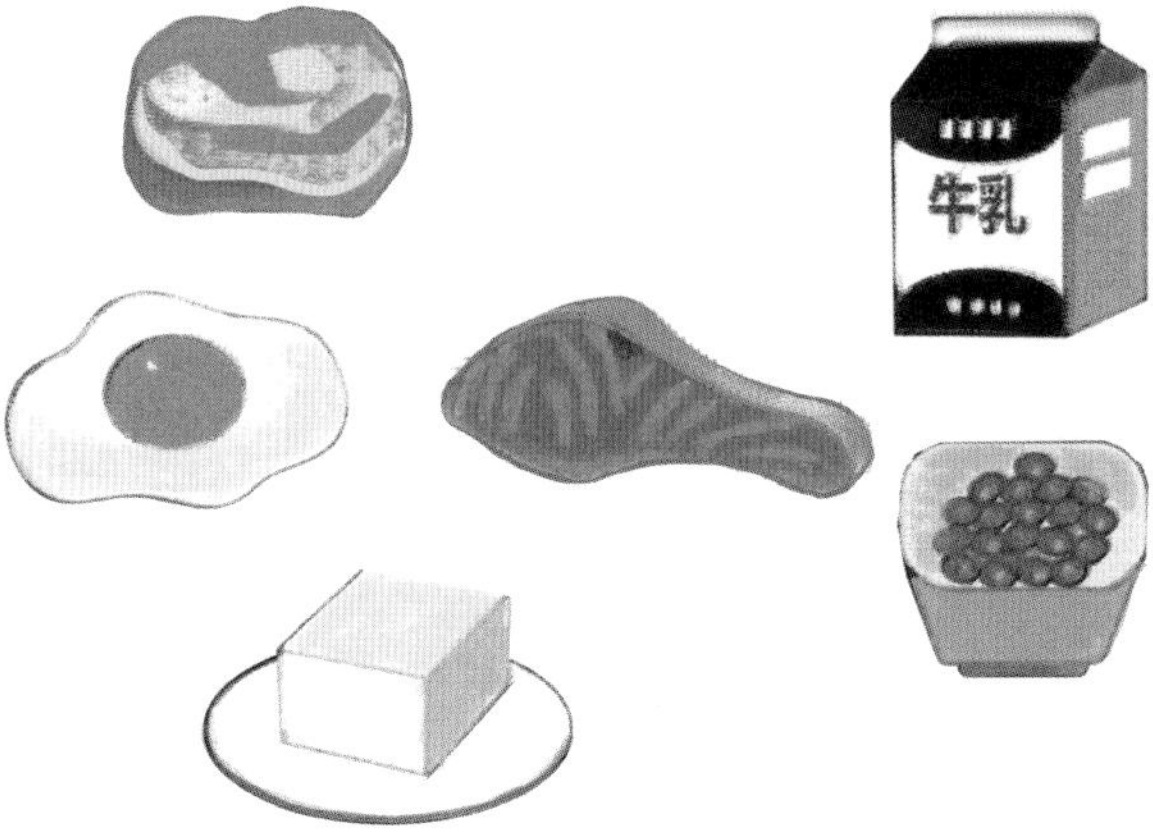

たんぱく質は活動のための最強の栄養素。何よりも優先してとりましょう

「栄養はバランスよく」は基本ではありますが、シニア世代は**優先的にとりたいのが「たんぱく質」です。摂取エネルギーの20％はたんぱく質からとるというのが現在の基準です。**

たんぱく質は筋肉、内臓や皮膚など体のあらゆる組織を作る材料であり、ホルモンや免疫物質など体の機能を調整する役目もあります。体を動かすエネルギーは糖質ですが、不足すればたんぱく質がその代わりもする最強の栄養素です。

1日にとりたいたんぱく質の目安

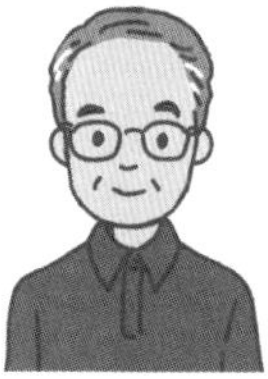

男性
60g

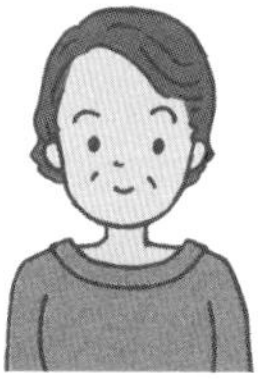

女性
50g

数字で表すと難しいですが、具体的には下のイラストが目安です。
「手ばかり」といって、手のひらを基準に量を考えてとります。

肉

たんぱく質量
19.3g

豚ロース肉
100g

魚

たんぱく質量
22.5g

サケ
100g

大豆製品

たんぱく質量
7g

豆腐
1/3丁（100g）

牛乳

たんぱく質量
6.2g

コップ1杯

乳製品

たんぱく質量
3.5g

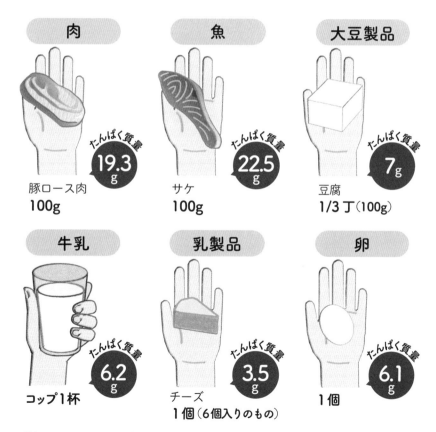

チーズ
1個（6個入りのもの）

卵

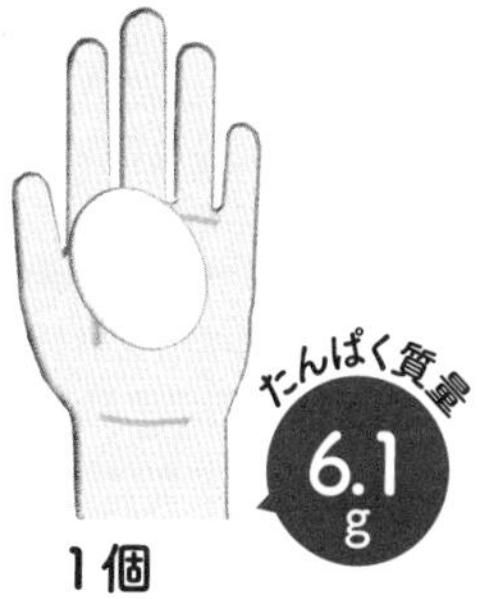

1個

※種類や調理のしかたで質量は多少変化します。腎臓病など、医師からたんぱく質摂取量の指示があるかたは、それにしたがいましょう。

出典：文部科学省「食品成分データベース」（http://fooddb.mext.go.jp）より編集部が作成
「日本食品標準成分表（八訂）増補 2023年」に対応しています

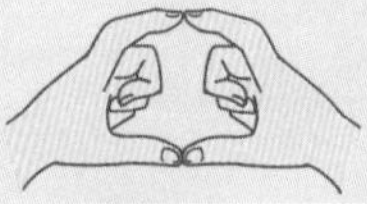

まず、両手の親指と人差し指で輪っかを作ります。

筋肉量をチェック！

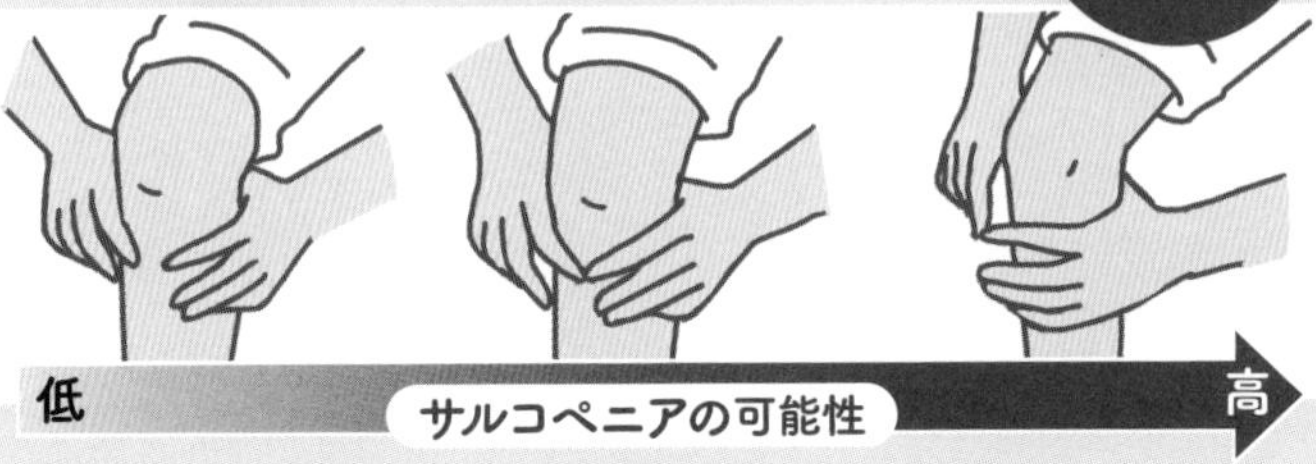

輪っかをふくらはぎのいちばん太い部分に当て、囲めればサルコペニアの可能性は低く、隙間ができるほど可能性が高くなります。

出典：飯島勝矢「長寿科学総合研究事業」

筋肉の量が減ると病気になりやすくなり生活の質も落ちてきます

「加齢に伴って足腰が弱くなる」とよく言われており、実感している人も多いと思いますが、その原因のひとつが筋肉の減少です。筋肉は足腰のことだけではありません。**食べ物をかんで飲み込むときにも口やのどの周囲の筋肉を使っています。筋肉は生活のあらゆる場面で生きる支えになっているため、筋肉量が少なくなってくると活動量が減り、炊事や入浴などの日常動作も行いづらくなります**。骨折や転倒のリスクも高くなりますし、肺炎などの感染症にもなりやすくなり、歩けなくなってくると生活の質が著しく低下します。筋力の低下が進行した状態を「サルコペニア」と言い、歳を重ねると気をつけたい病気です。とはいえ、筋肉量は自覚しづらいものです。現状を自分でチェックしてみましょう。

たんぱく質アップのテクニック

たんぱく質は肉、魚、大豆製品、卵、乳製品からとるのが基本ですが、日々の食事をくふうすることで少しずつ補うことができます。

だし汁の代わりに牛乳を使う

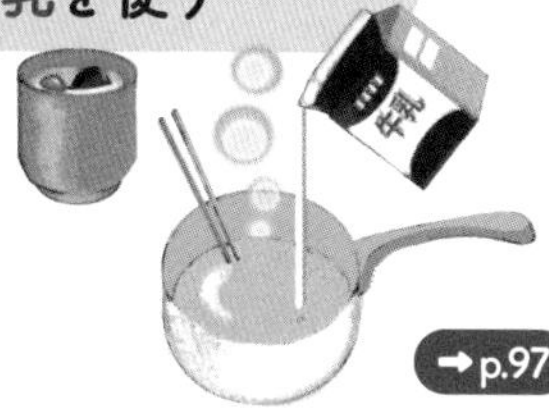

➡p.97

だし汁やスープの素を牛乳に
代えればたんぱく質がアップする。

チーズ・ヨーグルトをかける

➡p.97

どちらもかけるだけで風味がアップ。
溶けるチーズもおすすめ。

豆腐で和える

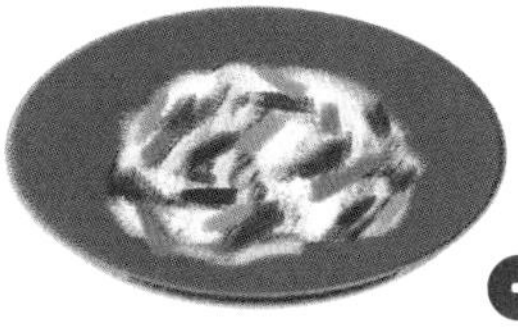

➡p.98

豆腐は電子レンジで水切りを
してからおかずなどと和える。

卵を加える

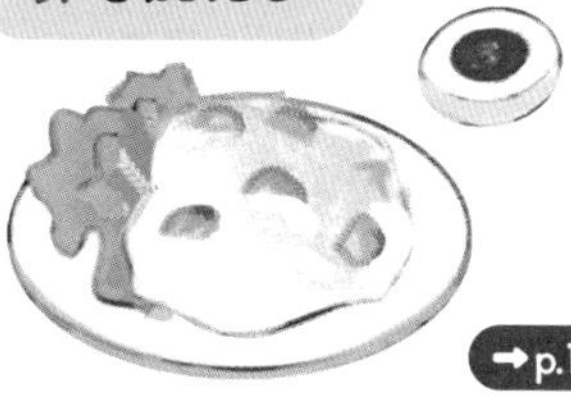

➡p.101

主菜に加えたり、卵かけご飯など
主食に加えても。1日に1個を目安に。

肉・魚の缶詰をプラスする

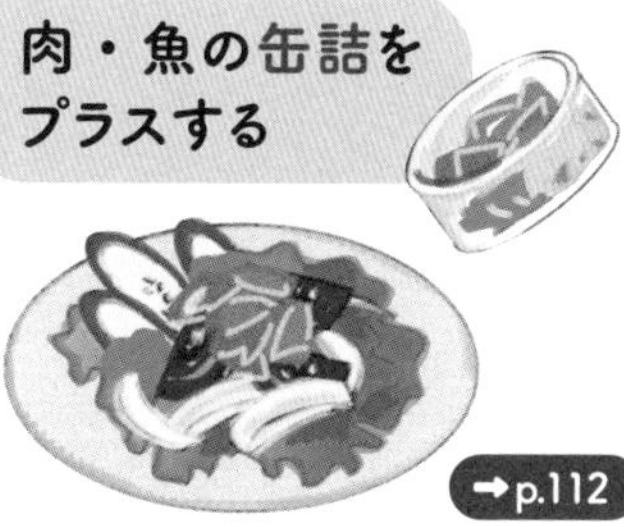

➡p.112

副菜に缶詰を
プラスするだけでとれる。

かつお節をかける

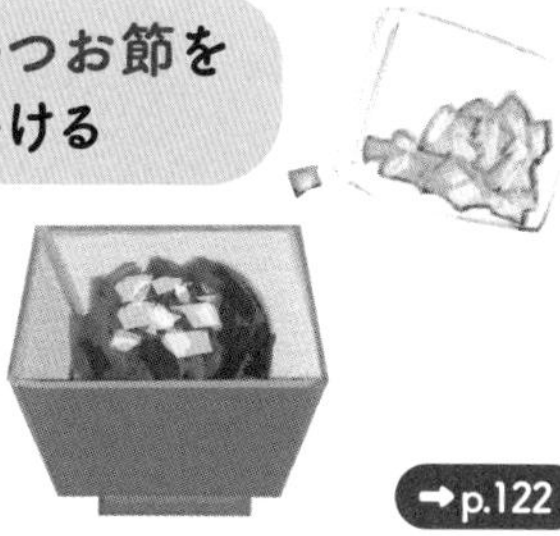

➡p.122

風味づけのためにかけていた人も、
たんぱく質アップと意識してみるとよい。

脂質

シニアは敵視しないで！

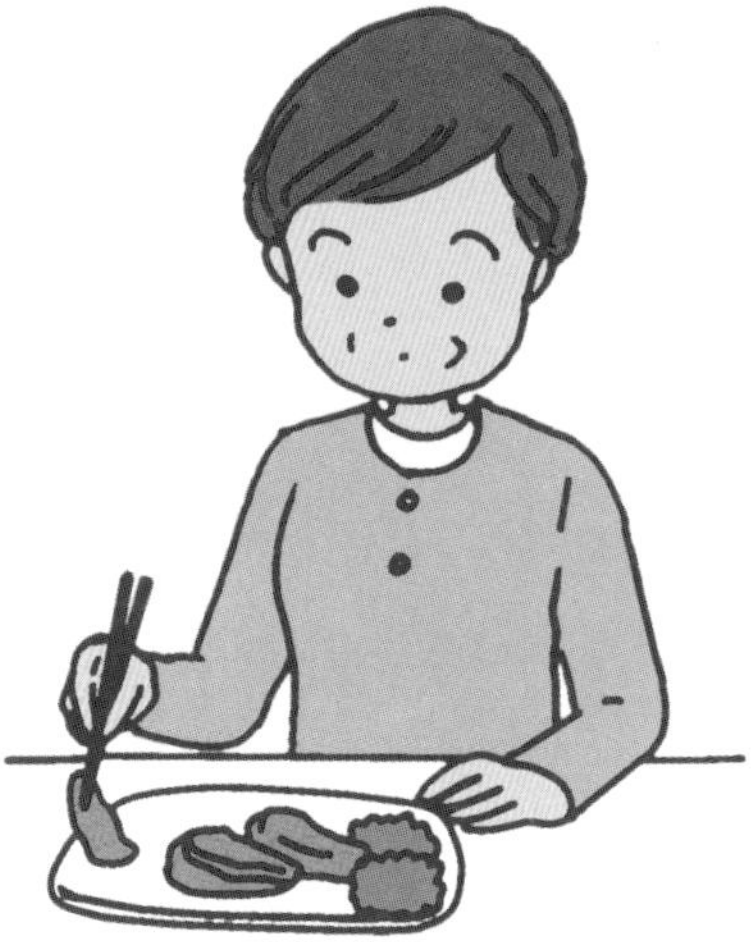

脂質は細胞やホルモンを作る大切な原料。食が細くなった人、やせている人は積極的に摂取を

肥満や動脈硬化の原因になると敵視されがちなのが脂質です。食事の量が多く、油分の多い物を食べる機会の多かった年齢まではそれが正解だった人もいますが、シニア世代になると食事量の減少に伴って必要な脂質まで不足しがちなケースが非常に多く見られます。**脂質はエネルギー源になるほか、体の細胞やホルモンの生成に役立ったりと、大切な働きをしています**。特に食が細くなった人、やせてきた人は、普段の食事に脂質を多く含む食材を加えるようにしましょう。

1日に必要な脂質の目安

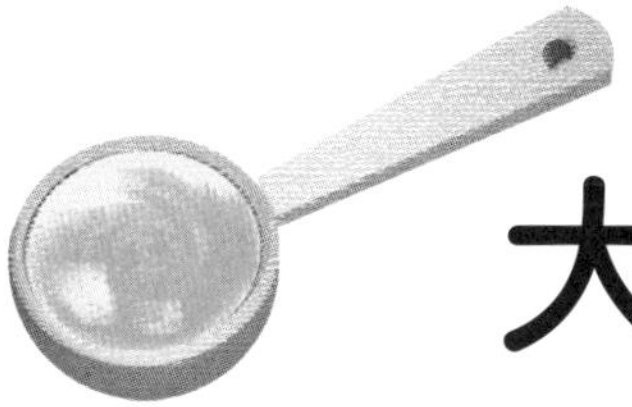

大さじ1杯（15g）

この量を念頭に調理を。カルシウムの吸収を助けるビタミンDなど、油と一緒にとるとさらに吸収率がアップする栄養素もたくさんあります。

脂質が多く含まれている食材を活用しよう！

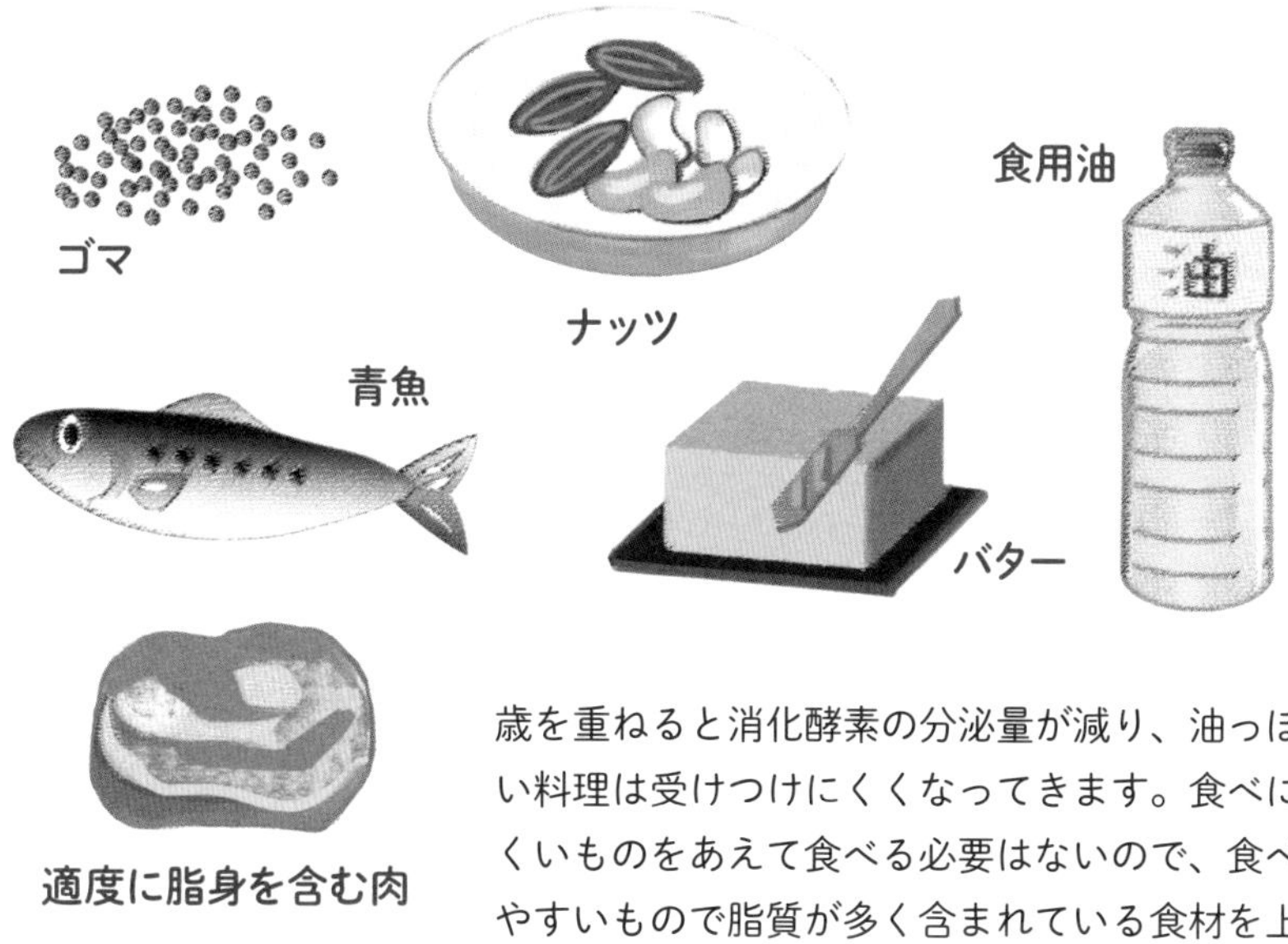

歳を重ねると消化酵素の分泌量が減り、油っぽい料理は受けつけにくくなってきます。食べにくいものをあえて食べる必要はないので、食べやすいもので脂質が多く含まれている食材を上手に取り入れていくことが大切です。

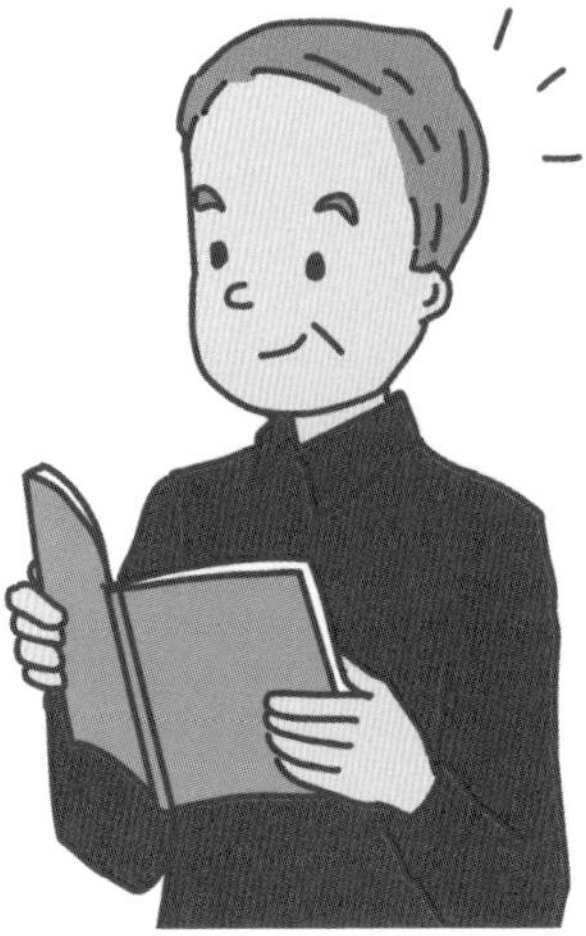

脳の活性化に不可欠な 炭水化物

食べてすぐにエネルギーに変わり、脳の栄養にもなります

炭水化物は身体活動や生命活動を支えるためのエネルギー源です。たんぱく質や脂質もエネルギーに変わりますが、炭水化物は食べてすぐにエネルギーに変わるのが特徴です。糖質が分解されてブドウ糖に変わるので、「太る」というイメージから、ご飯はあまり食べたくないと考えてしまう人も多いですが、これからは**脳の活性化のためにもきちんと食べましょう**。ただし、空腹が満たされるからといって炭水化物だけ食べるのは避けましょう。

1日にとりたい炭水化物の目安

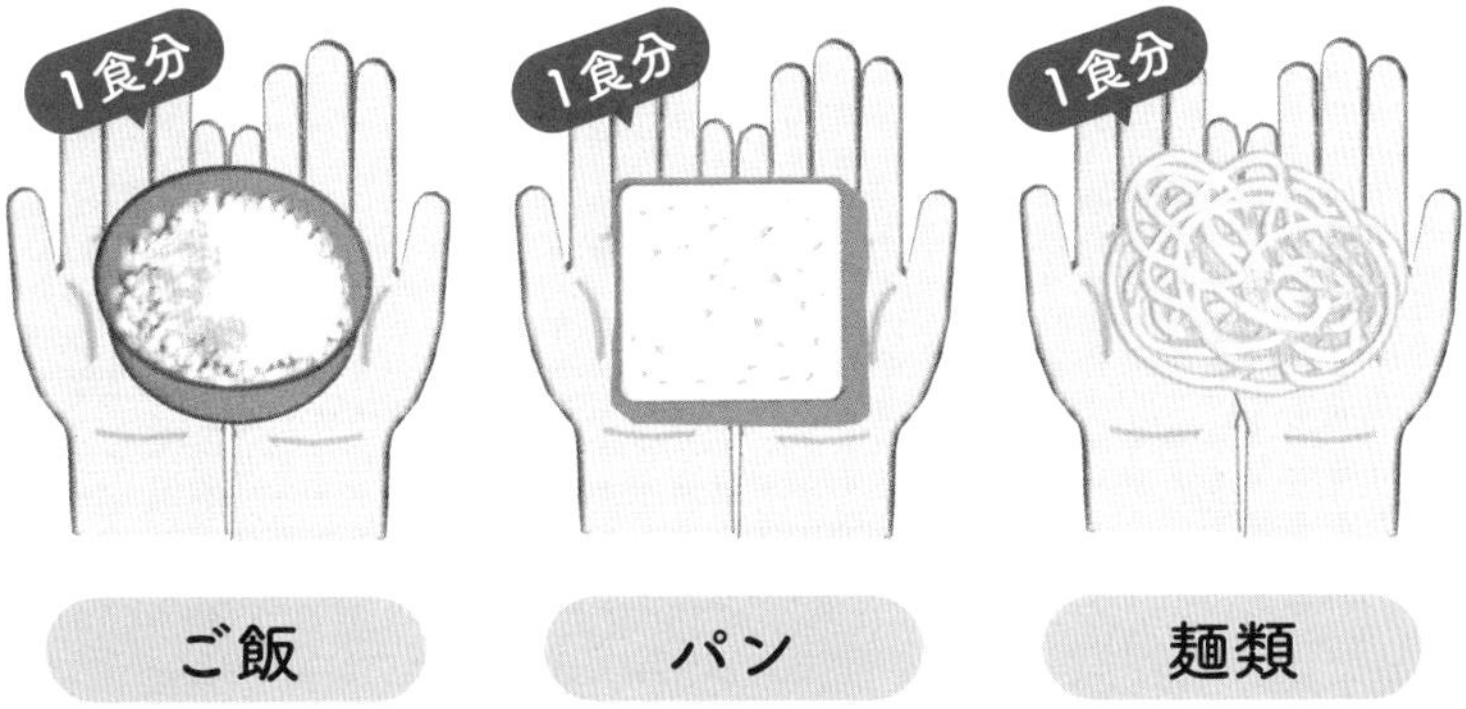

1食は「手ばかり」でひとつ分、1日でとりたいのは3つ分。ここから選んで、朝はパン、昼は麺、夜はご飯という組み合わせもOKです。

食欲がないときは……

食欲がなくて茶わんに盛られた白飯は食べられなくても、味つけご飯にしたり、おにぎりにしたりすると食べられる人も多いです。

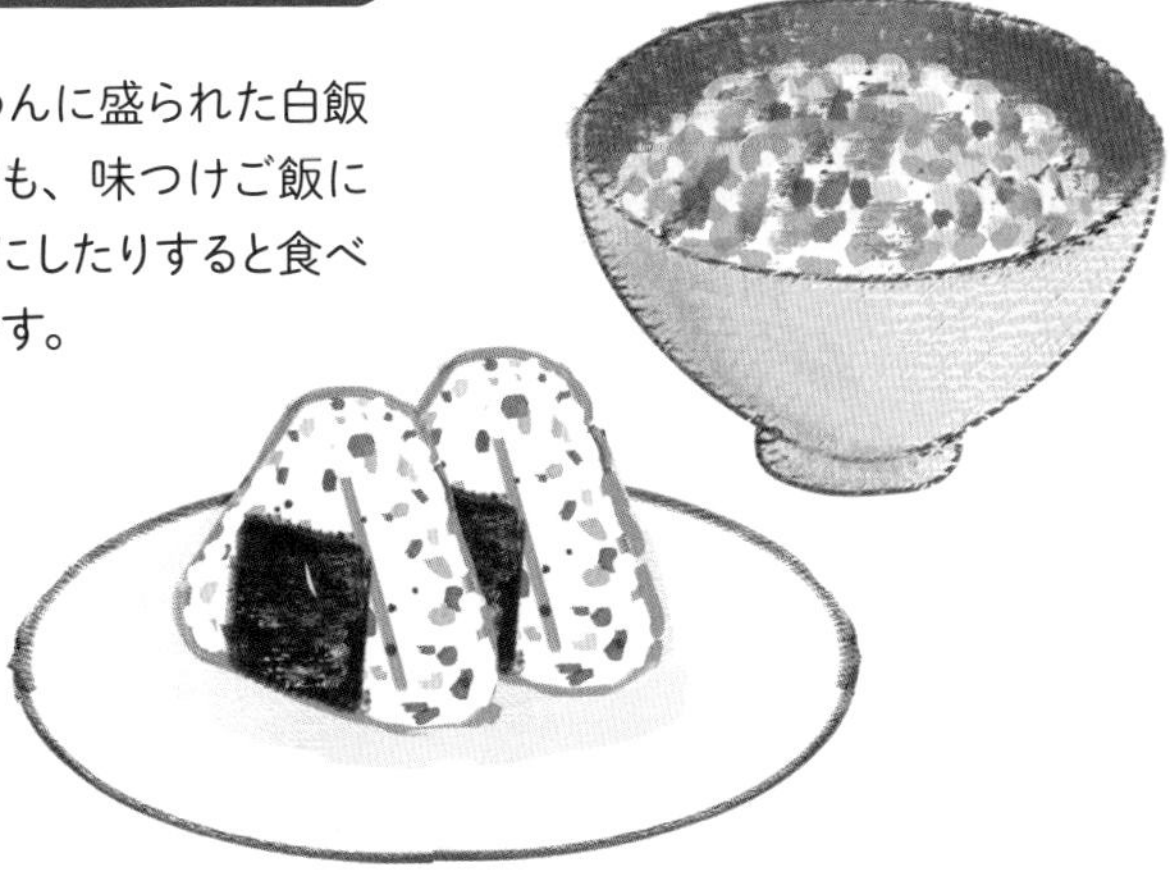

骨粗しょう症を予防する

カルシウム

丈夫な骨を維持するために効率よく摂取しましょう

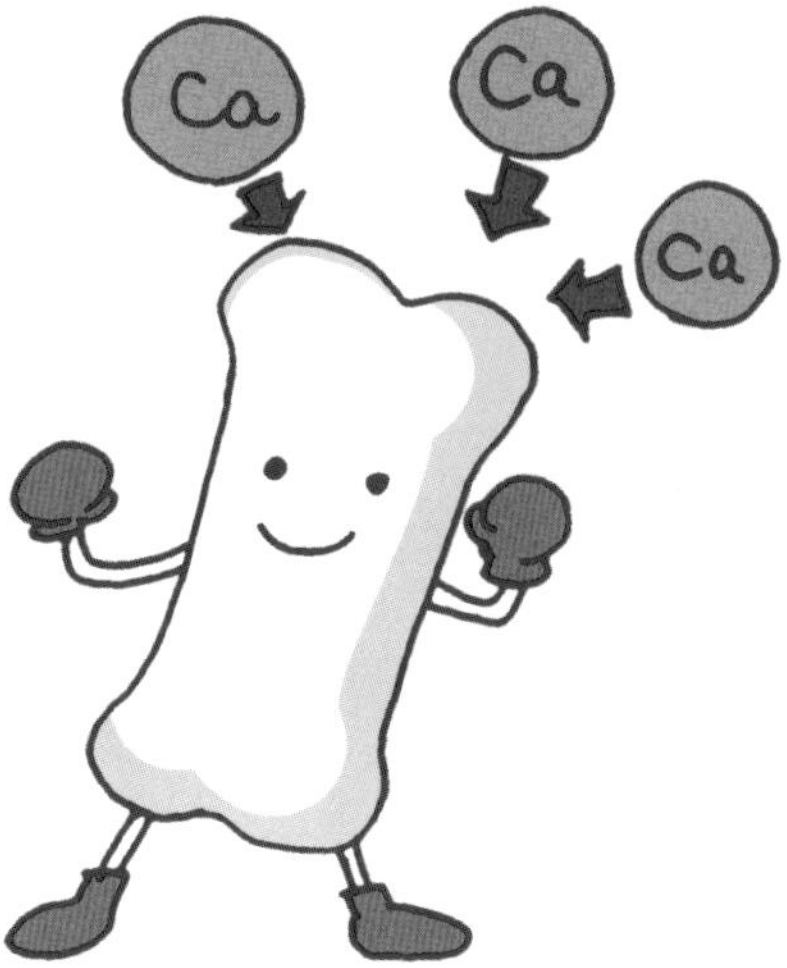

カルシウムは骨や歯を丈夫にする働きが知られていますが、**筋肉の収縮や精神を安定させる働きなど多くの大切な役割もあります。骨折がきっかけで寝たきりになるのを避けるためにも、丈夫な骨を維持することが大切です。**男性は50歳以降、女性は更年期以降になるとカルシウムの形成量、摂取量、吸収量ともに量が減ってきます。食事量自体が減りがちなシニア世代は、できるだけ効率よくカルシウムをとるようにしましょう。

1日にとりたいカルシウムの目安

男性

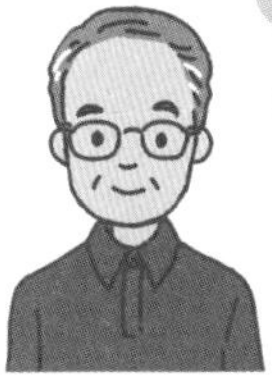

700mg

女性

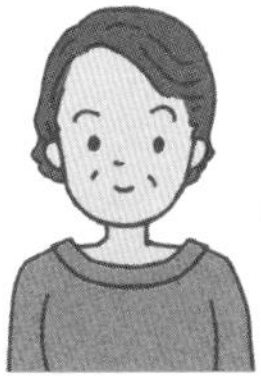

600mg

カルシウム含有量が多く、吸収率が高いのは牛乳、チーズ、桜えび、小魚。吸収を助けるビタミンD（魚の缶詰やキノコに多い）と一緒にとると効果的です。

乳製品、小魚以外にもカルシウムは多く含まれる！

厚揚げ、油揚げ、こうや豆腐などの大豆製品、切り干し大根、ひじき、大根の葉、干し椎茸などにも多く含まれています。

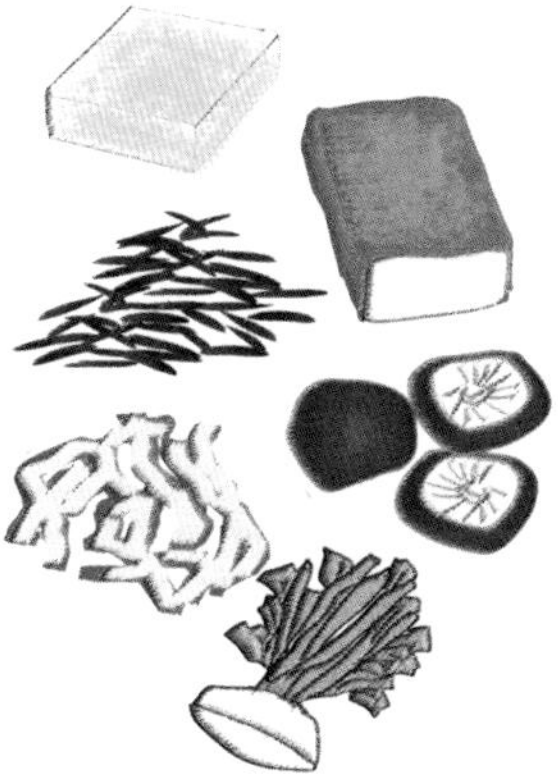

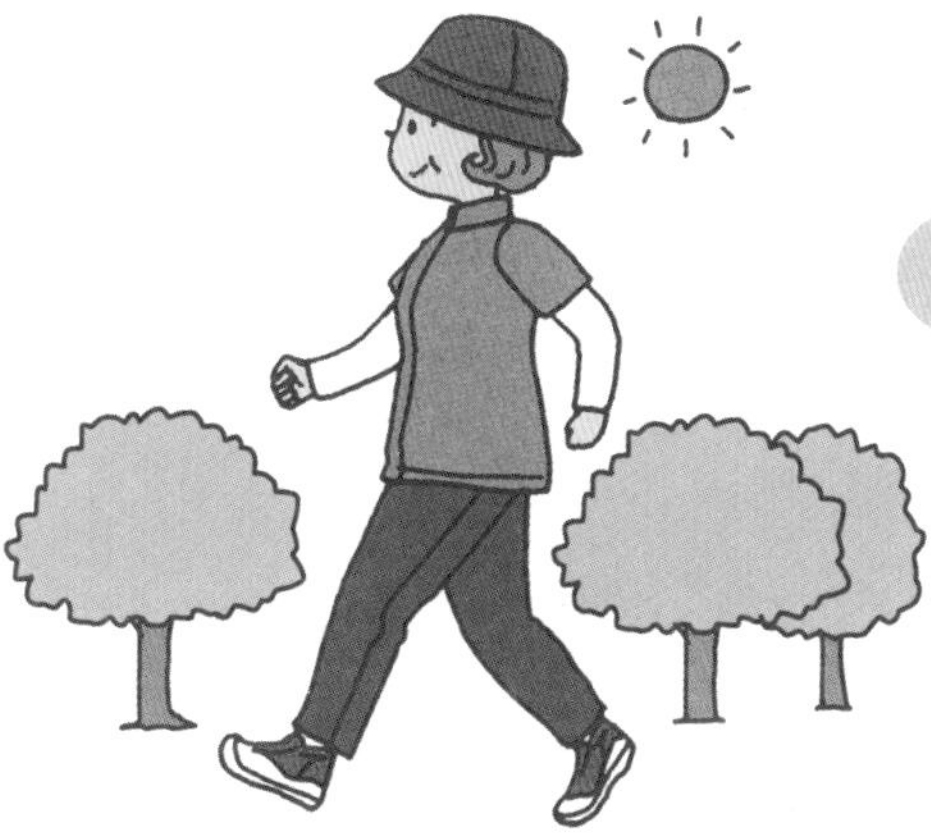

骨粗しょう症を予防しよう

食事からカルシウムとビタミンDをとるだけでなく、太陽を浴びながら散歩をして、骨に負荷をかけることも予防法のひとつです。気分転換、ストレス解消にも！

体の調子を整える

ビタミン・ミネラル

ビタミン、ミネラルはいろいろな食事から毎日適量をとりましょう

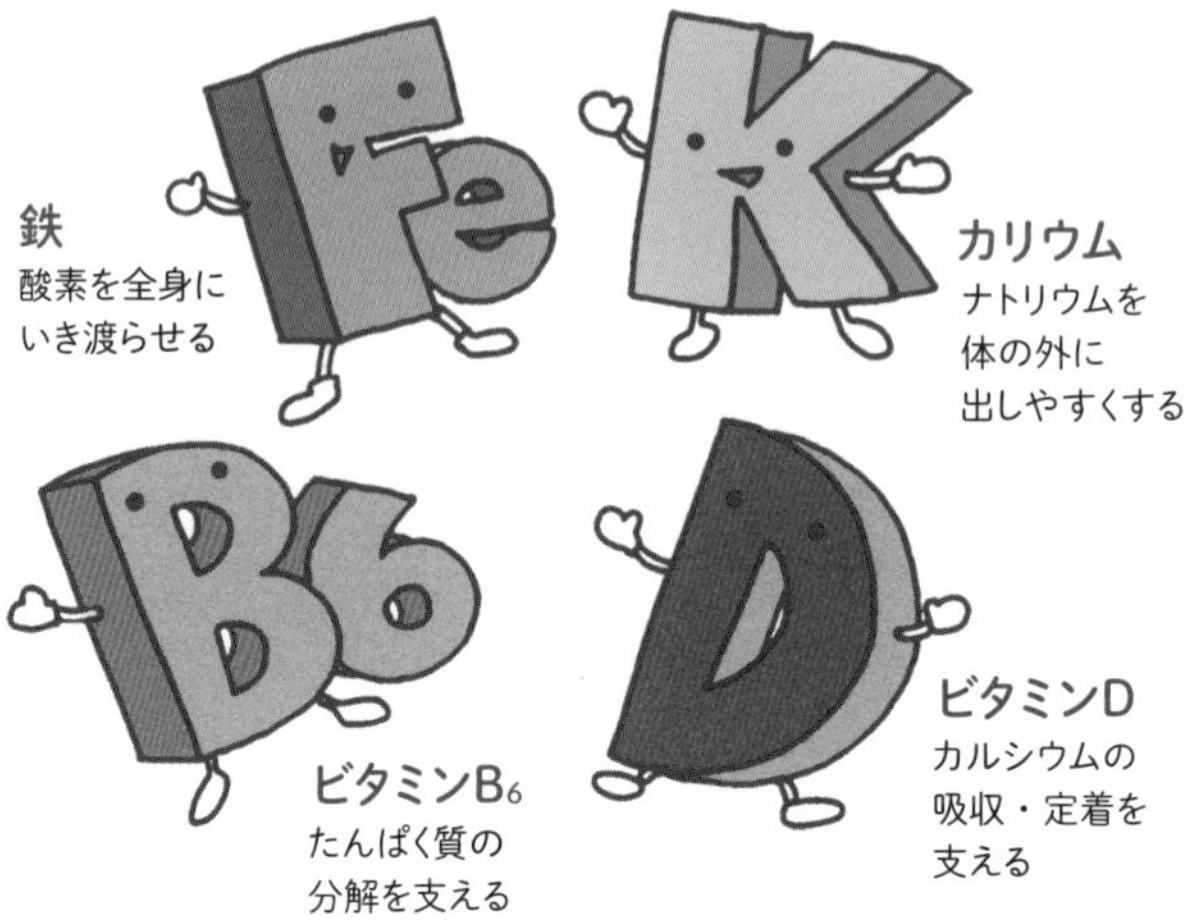
鉄
酸素を全身にいき渡らせる
カリウム
ナトリウムを体の外に出しやすくする
ビタミンB_6
たんぱく質の分解を支える
ビタミンD
カルシウムの吸収・定着を支える

ビタミン、ミネラルは体の機能を維持し、がんなどの病気や老化とも関わりの深い活性酸素が働くのを抑える抗酸化物質を多く含むなど、シニア世代の健康維持や体調管理にはとても必要な栄養素です。ビタミン、ミネラルには多くの種類があり、特に重要なカルシウムのほか、上のイラストのものも大切です。ビタミン、ミネラルのほとんどが体の中で合成できないため、食事からとる必要があります。特に野菜や果物、芋類は不足しやすいので三食に分けて食べましょう。

1日にとりたい野菜類・果物

1食または1日に食べたい野菜、果物の目安量を示しています。

生野菜

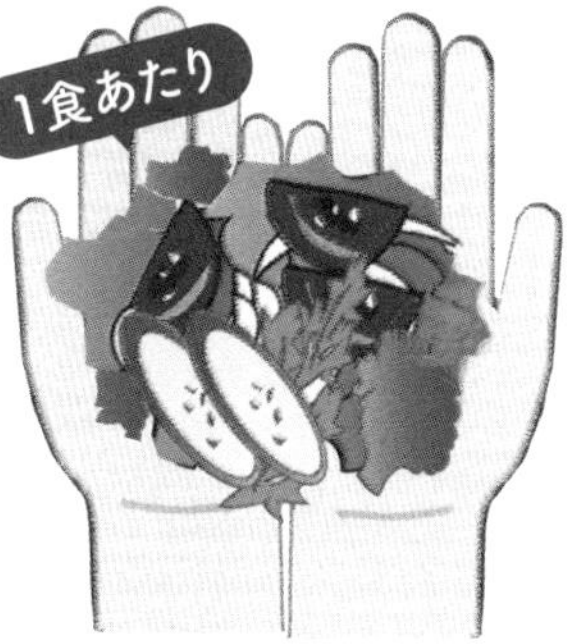

加熱した野菜

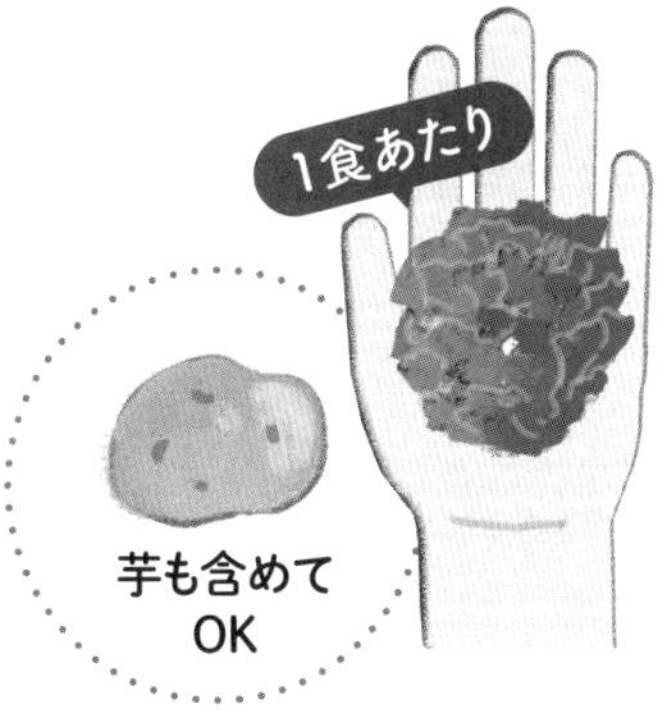

生野菜なら両手にのるくらい、
加熱した野菜なら片手にのるくらいです。

果物

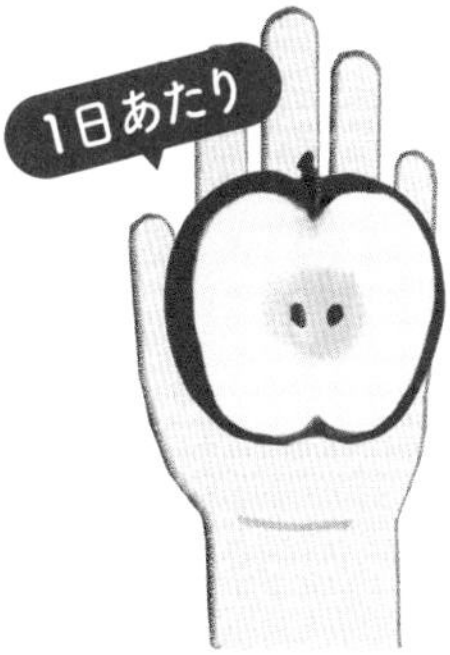

リンゴ、ナシ、グレープフルーツ、ブドウは1/2個（房）、ミカン、柿、キウイフルーツ、バナナなら1個（本）です。

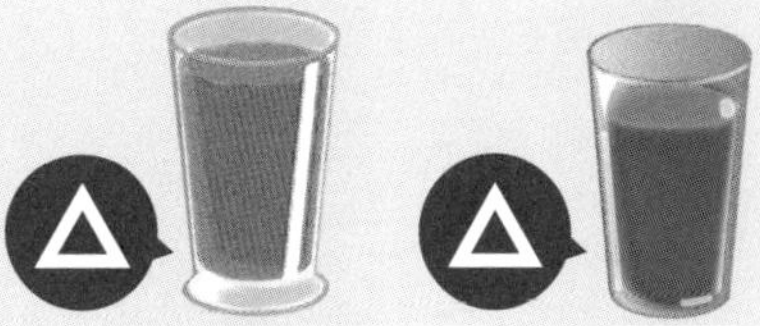

市販の野菜ジュース　青汁

自宅で作る生野菜だけのジュースならよいですが、市販のものには果汁の割合が多く、糖質が多いものも。糖の摂取量が多くなり過ぎるので注意が必要です。青汁はいろいろな栄養素が含まれていると言われていますが、含有量自体は少ないので、過信は禁物です。本当に必要なら医師から指導があるでしょう。

不足しがちな栄養素

亜鉛

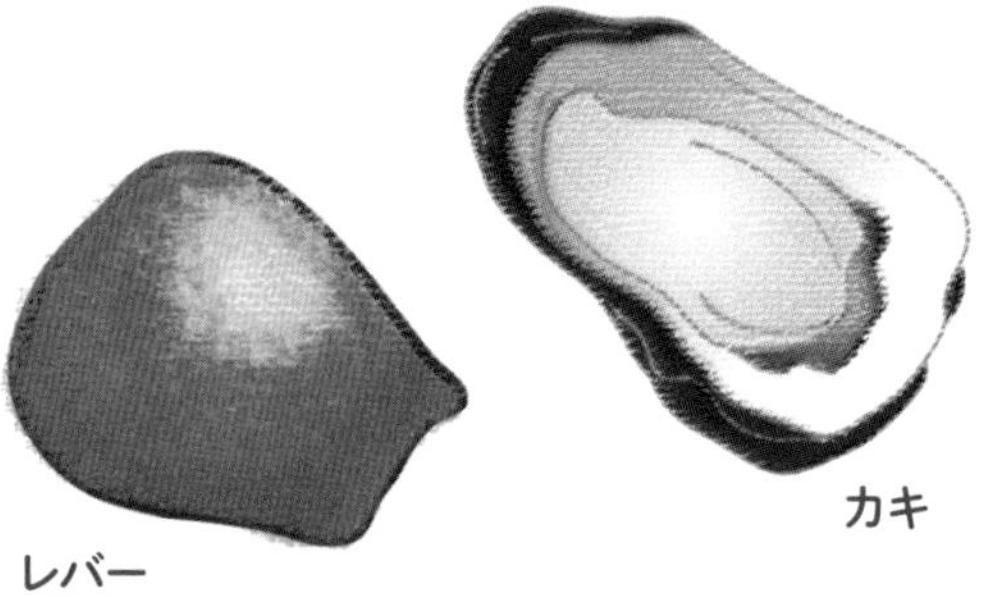

たんぱく質の摂取量が減ると亜鉛の摂取量も減る

バランスよく食べていても不足しがちな栄養素がありますが、シニア世代にとってその最たるものが亜鉛です。**亜鉛はたんぱく質食品に含まれていることが多いので、たんぱく質そのものの摂取量が減ると、亜鉛の摂取量も減ってしまいます**。また、この世代になると持病のために継続して薬を飲んでいる人も多くなりますが、薬の中には亜鉛を排出しやすくなっているものがあります。亜鉛が不足すると皮膚や粘膜のトラブルや貧血、食欲低下などを起こしやすくなります。

亜鉛不足を補うお助け食材

亜鉛はカキ、レバーなどに多く含まれていますが、苦手な人も多いです。そんなときにはアサリがおすすめ。水煮や冷凍品は手軽に使えます。

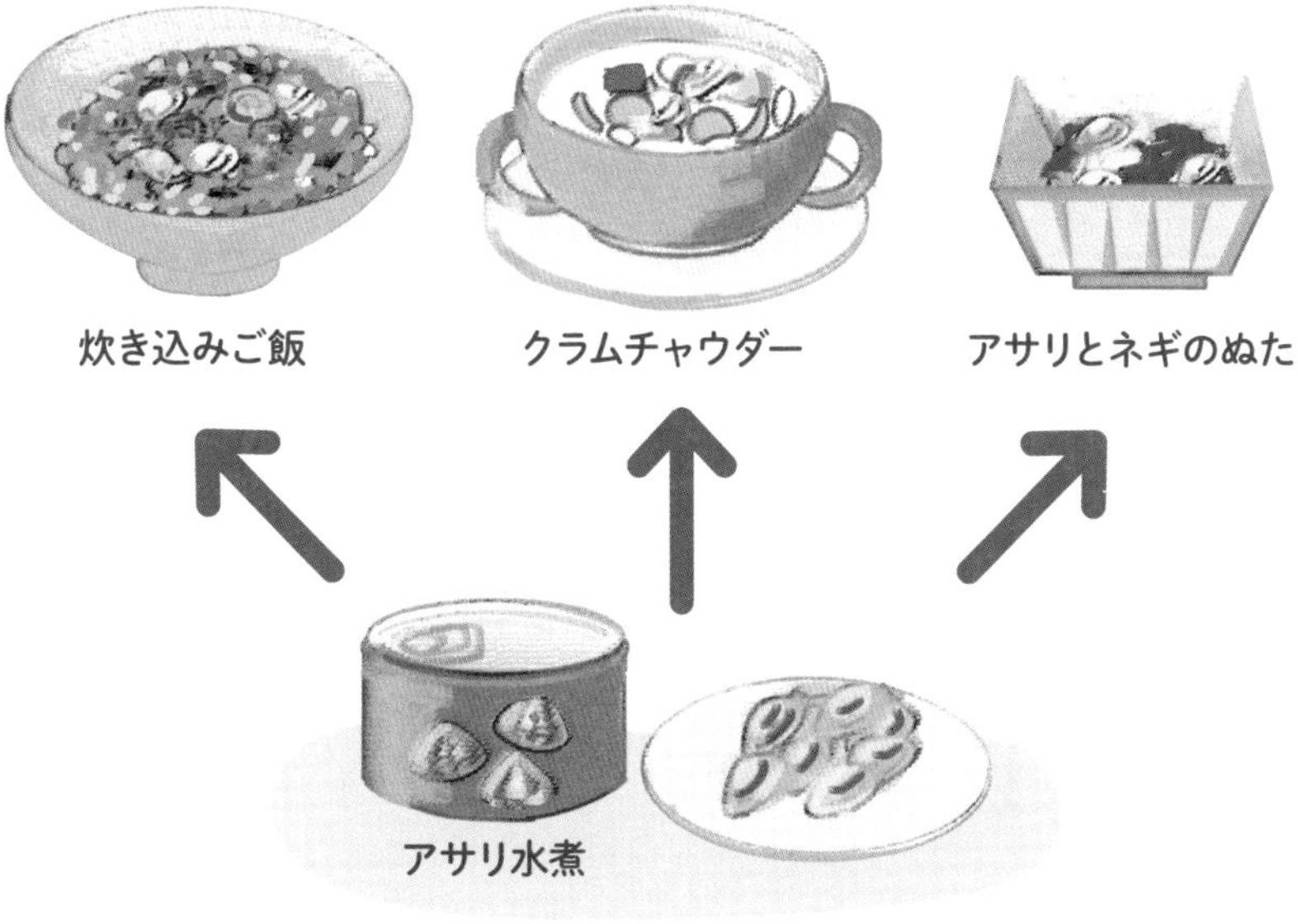
炊き込みご飯
クラムチャウダー
アサリとネギのぬた
アサリ水煮

サプリメントはどうとればよい？

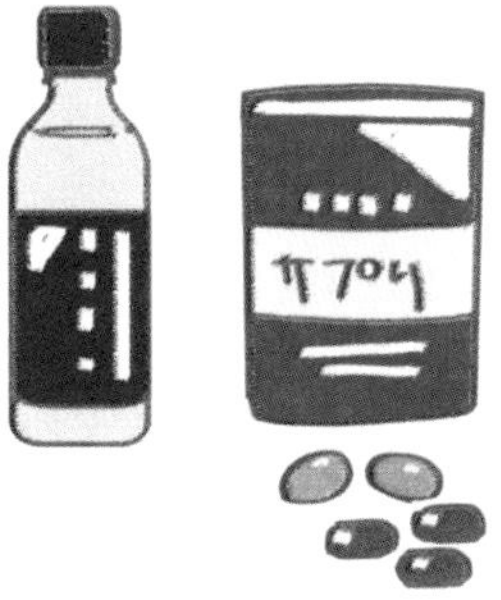

まずは主治医に相談を

例えば鉄分不足で貧血が見られる場合は鉄剤が処方されます。**本当に必要な栄養素が足りていないときは医師から処方されるはずです。**特に指導はないけれど、自分で足りていないと判断してサプリメントを飲む場合は、薬との飲み合わせがよくないこともあるので、先に主治医に相談しましょう。

おまけレシピ1

1品で栄養たっぷりの混ぜご飯

春菊とツナの混ぜご飯

● 材料（2人分）

春菊…20g（1/4 袋）
ツナ缶…1缶（70g）
　軽く油を切っておく
白ごま…大さじ1
マヨネーズ…小さじ1
ご飯…300g

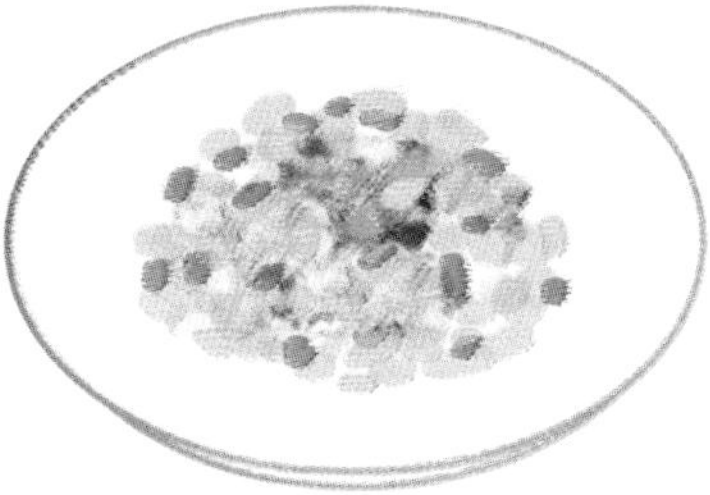

● 作り方

1 春菊をゆでて2～3cmの長さに切る。
2 ボウルなどに春菊とツナ、白ごまを入れて軽く混ぜ、マヨネーズを加えて混ぜ合わせる。
3 ご飯に混ぜて器に盛る。（おにぎりにしてもよい）

※春菊は小松菜に替えてもおいしい
　具だくさんの汁物と一緒に食べるとよい

ツナとひじきのおにぎり

● 材料（2個分）

ご飯…160g
ツナ缶…20g（約1/3缶）
もどしたひじき…12g
人参…10g
A ┌しょうゆ…小さじ1
　 │砂糖…2g
　 └酒…小さじ1

● 作り方

1 ツナともどしたひじき、千切りにした人参に**A**を加えて炒り煮にする。
2 ご飯に**1**を混ぜ合わせ、広げたラップの上にのせて三角に握る。

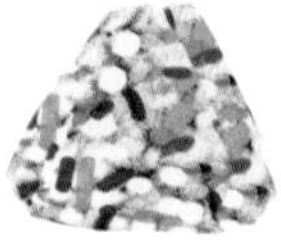

卵ご飯おにぎり

● 材料（2個分）

ご飯…160g
卵…1/4 個
塩…少々
砂糖…少々
青菜…20g
なめたけ…3g

● 作り方

1 小鍋に卵と塩・砂糖を入れ、焦がさないように炒り卵を作る。
2 青菜はゆでてよく絞って刻み、なめたけを混ぜる。
3 ボウルにご飯と**1**を入れて混ぜ、広げたラップの上にのせる。
4 真ん中をくぼませて、**2**をのせ、ラップの四方を持って丸く握る。

3章

実は食べかたにヒントがあった！

おいしく栄養がとれる食べかた

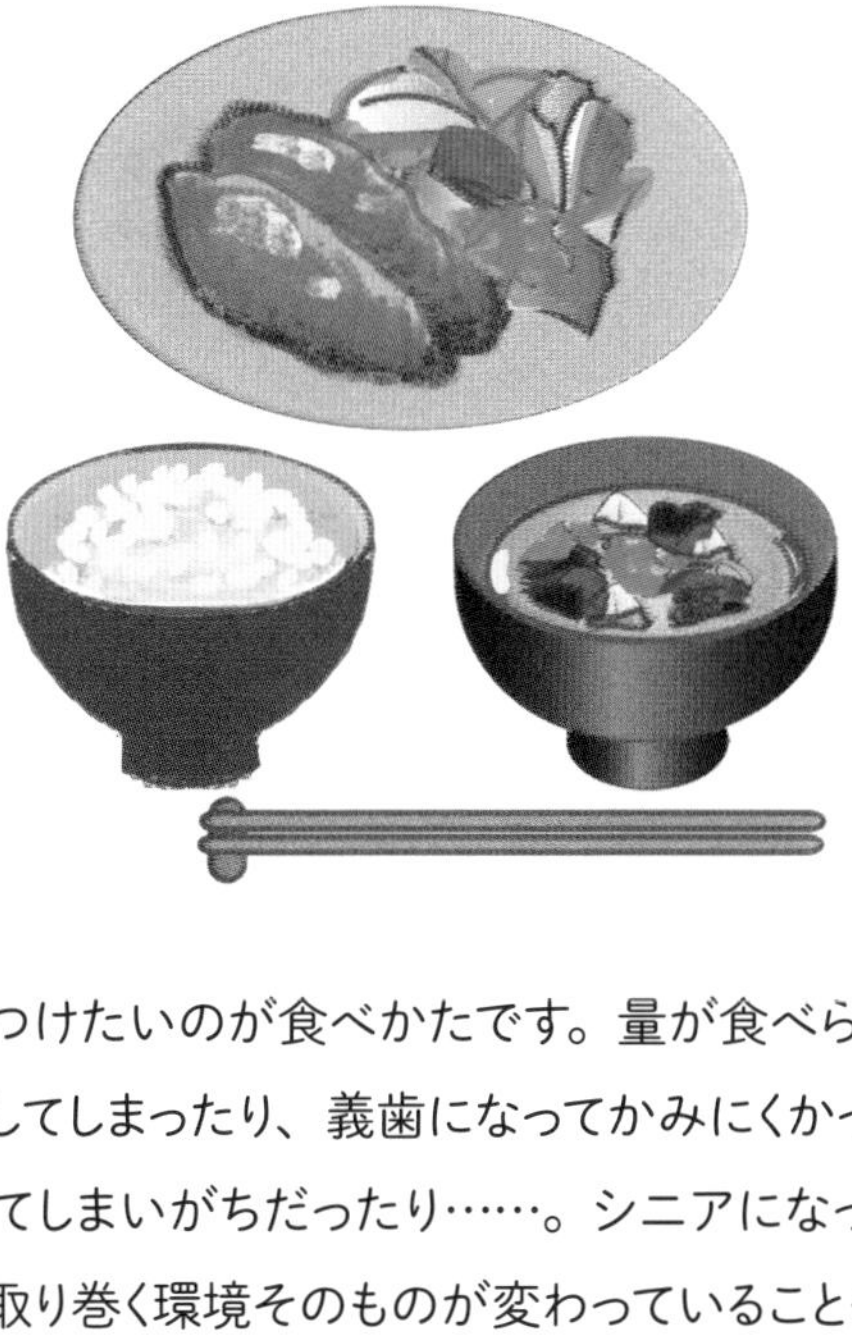

気をつけたいのが食べかたです。量が食べられなくて残してしまったり、義歯になってかみにくかったり、むせてしまいがちだったり……。シニアになったら、食を取り巻く環境そのものが変わっていることも。上手な食べかたを身につければ、栄養は、とれます！

主菜から食べよう

**大切なたんぱく質を最大限にとれるように
主菜、副菜、汁物、主食の順に食べて
主菜は必ず食べ切りましょう。**

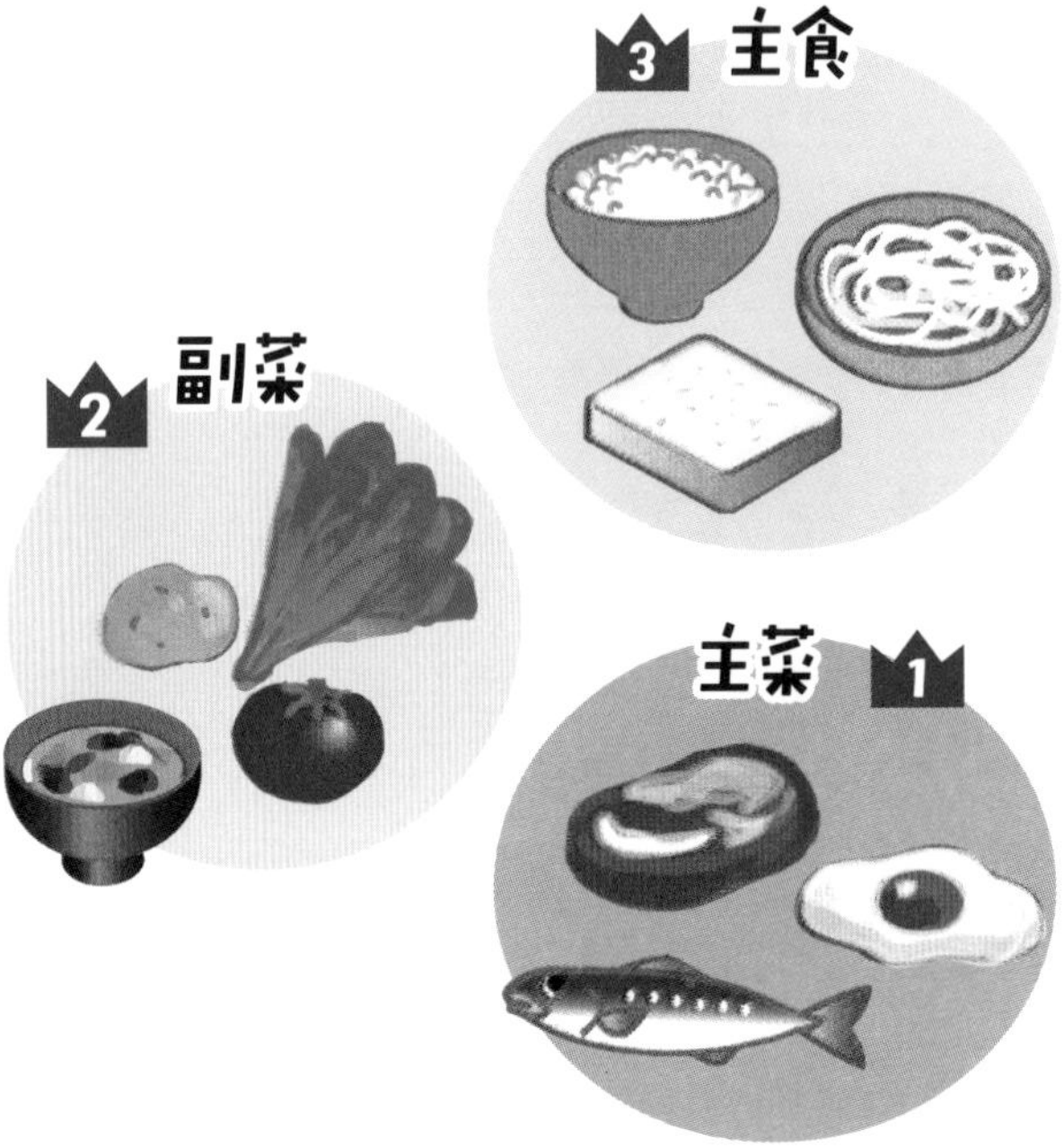

シニア世代に入る前までは「ベジファースト」と言われるように、野菜から食べておなかを満たしてから、主食、主菜を食べることが推奨されていました。しかし、**これからは「たんぱく質ファースト」です。何より優先してとりたいたんぱく質を食べる前に満腹になってはいけません**。食欲が十分にあって食べ切る自信がなければ、まずたんぱく質が豊富な主菜から食べ始めましょう。続いて副菜、主食の順です。順番に少しずつではなくても、1品ずつ食べてもよいのです。

食事のときに習慣にしたいこと

足を床にしっかりつける

むせて起こる誤嚥性肺炎を招かないためにも、足は床にしっかりつけ、姿勢を伸ばして食道をまっすぐに。食べるときに舌と床が平行になるのがポイントです。

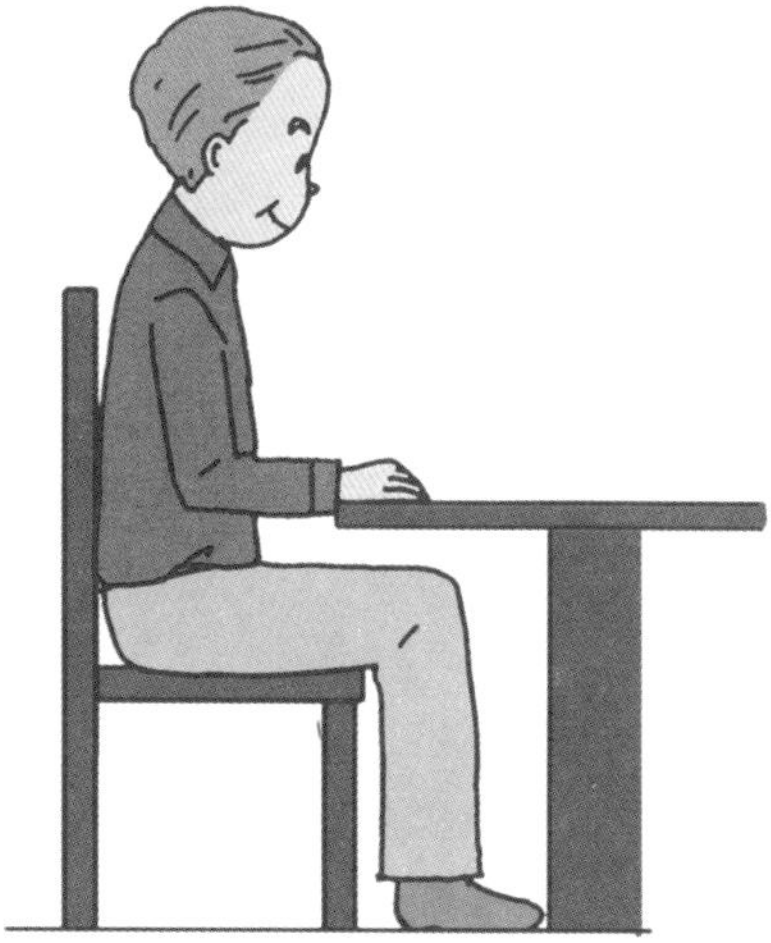

器の中が見えるように

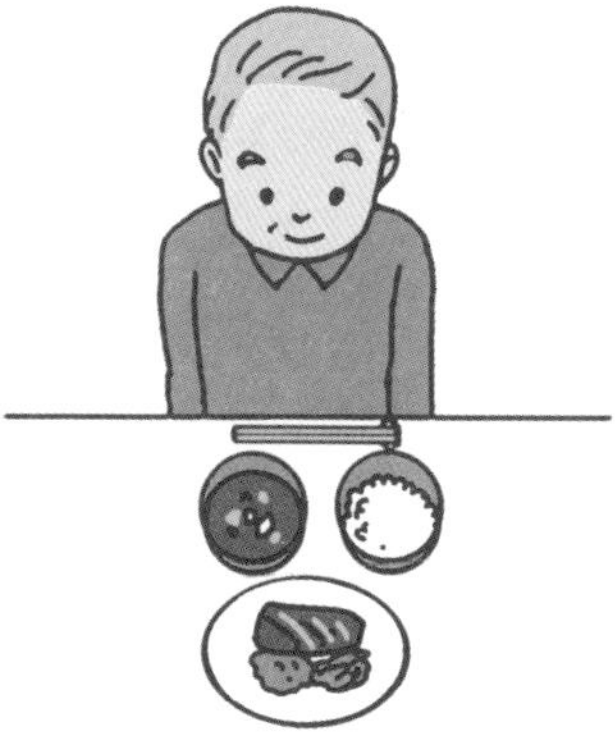

今、自分が何を食べているのかがはっきりわかるように、器の中がしっかり見えるように座ります。姿勢を正していないと、器の中が見えません。

飲む➡食べるを交互に

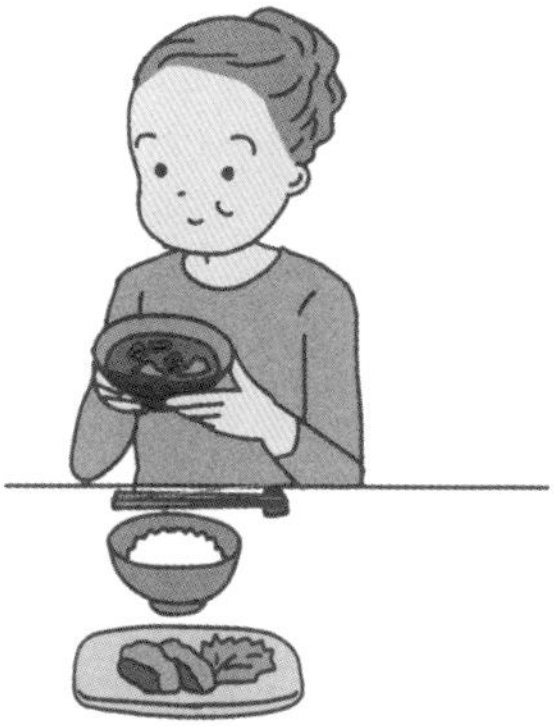

むせるのを避け、飲み込みやすくするために、お茶・水や汁物を飲んでから食べ始めます。それ以降も食事の間は飲む→食べるを交互に行うよう、意識しておきましょう。

器は3つでよい

肉や魚の主菜、野菜中心の副菜（汁物）、主食。
この3つの器に入った食事が
シニア世代のスタンダードです。

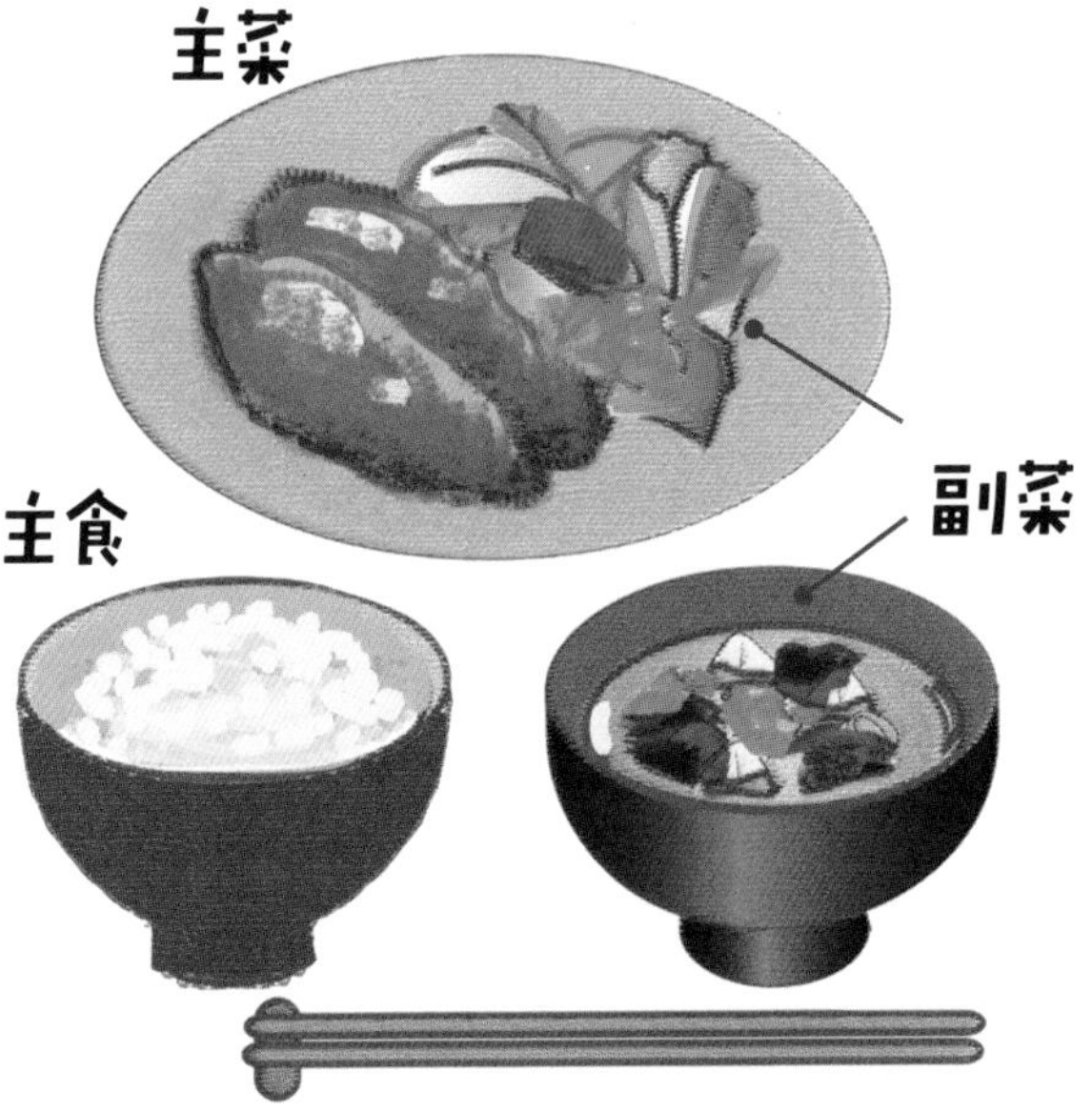

現役世代のとき、あるいは育ちざかりの子どもがいたときはできるだけたくさんのおかずを用意していたかもしれません。今でもできるだけたくさんのお皿を並べるのが理想だと思っていませんか？ でも**これからは、たんぱく質の入った主菜、野菜中心の副菜（または汁物）、主食の3つの器を並べるだけでよいのです**。3つの器は決して手抜きではありません。これが基本ですから、食事の用意がおっくうなときは、たんぱく質と野菜が入った汁物と主食だけでも大丈夫です。

「3つの器」のポイント

3つの器の味つけが同じにならないように

主菜、副菜の味が似ていると食が進まないことも。例えば主菜はしょうゆ系で濃いめに味をつけ、副菜はカレー風味の薄めの味つけにするなどして、食べ飽きない味つけのくふうも大切です。

→p.106

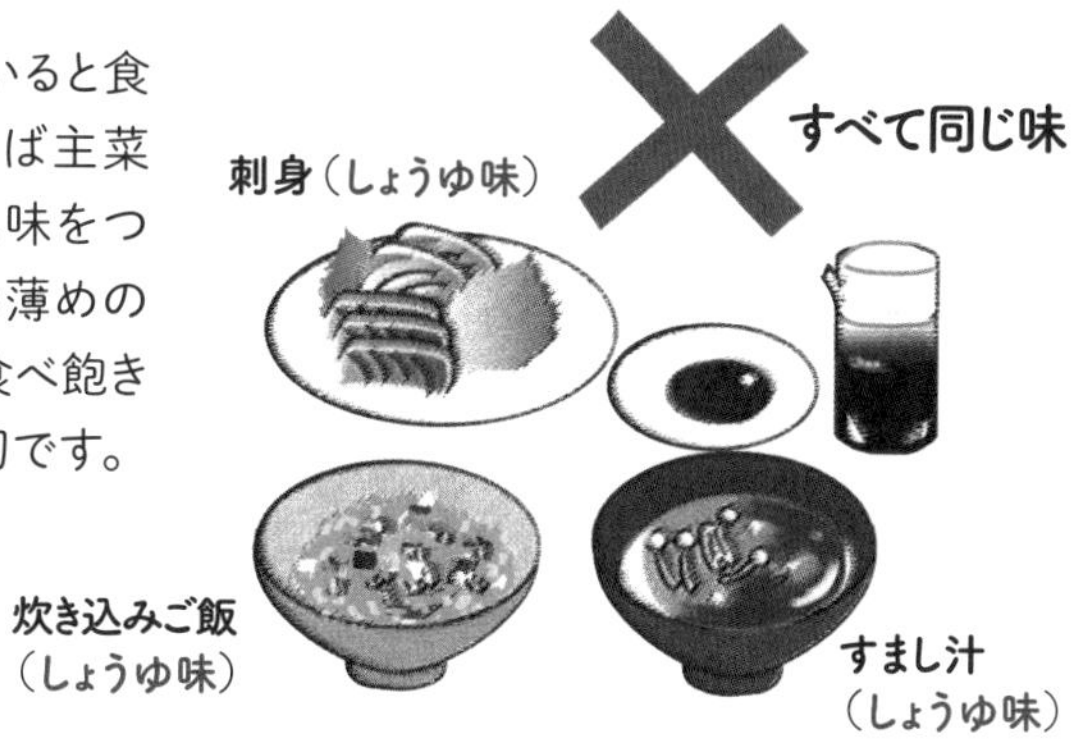

すべて同じ味
刺身（しょうゆ味）
炊き込みご飯（しょうゆ味）
すまし汁（しょうゆ味）

具だくさんの味噌汁は立派な副菜

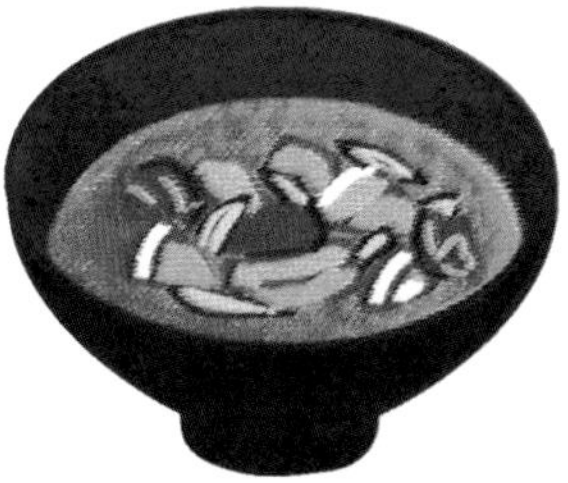

- 残り野菜を入れる
- ちょい足しでたんぱく質やカルシウムなどの栄養素アップ →p.51、122
- 汁物のレシピ →p.138

手間がかかる主菜は手軽な1品でもOK!

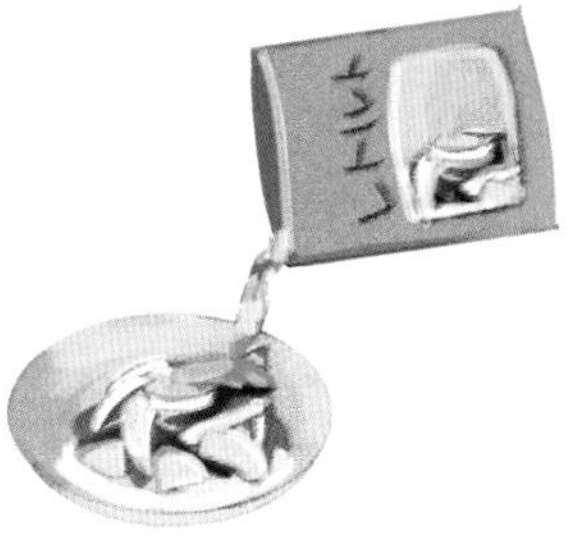

主菜が魚の場合は、焼き魚1品でも「3つの器」のひとつとして数えます。コンビニ食品でもよいので、主菜をとるようにしましょう。

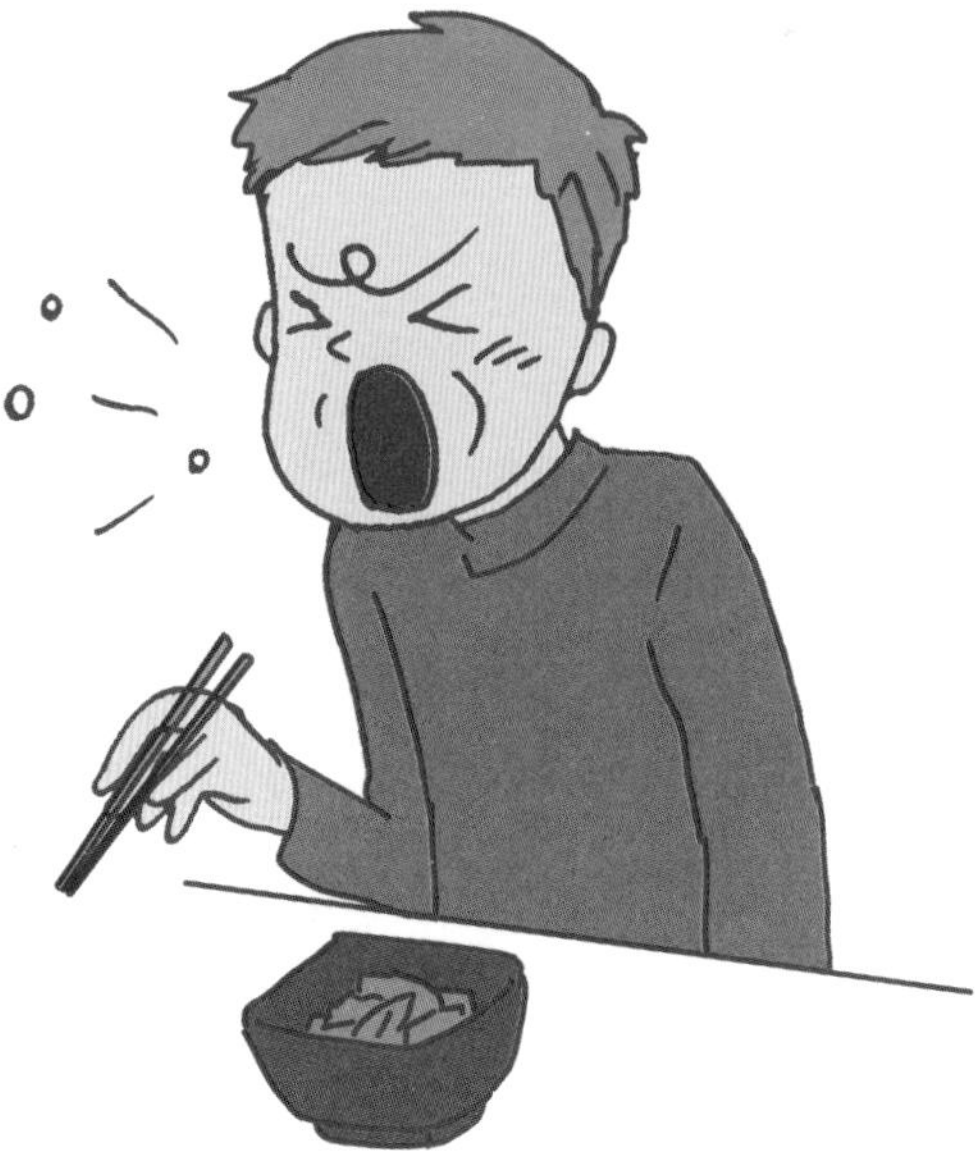

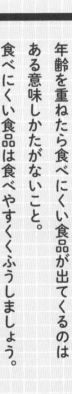

食べにくい食品 避けたい食品

年齢を重ねたら食べにくい食品が出てくるのはある意味しかたがないこと。食べにくい食品は食べやすくくふうしましょう。

年齢を重ねるにしたがって食べにくい食品が出てくるのはしかたのないことです。食べにくい物を無理に食べようとすると誤飲やのどに詰まらせるなどの危険につながります。食べにくい食品を排除してしまうと、食べる物に偏りが出て、バランスよく栄養をとることが難しくなります。**「食べにくいから食べない」ではなく、「食べにくいなら自分の体の状態に合った食べ方で食べればよい」のです**。まずは食べにくい食品がどんなものかを知っておきましょう。

こんな食品に注意！

食べにくい食品は「言葉の音」で覚えておくとわかりやすいです。

パサパサ
ポソポソ

➡ 飲み込みにくい

ビラビラ

➡ かみにくい

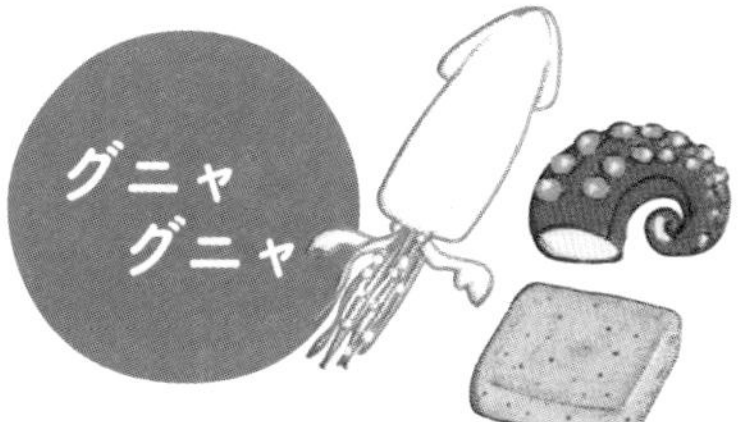

➡ かみ切りにくい

コリコリ

➡ かみ切りにくい

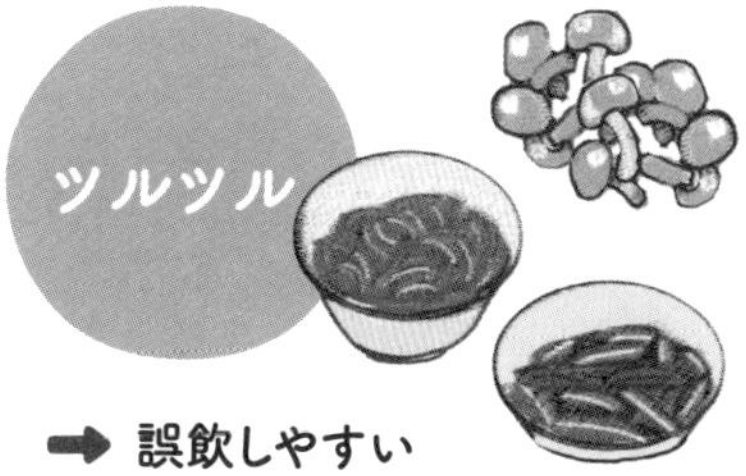

➡ 誤飲しやすい

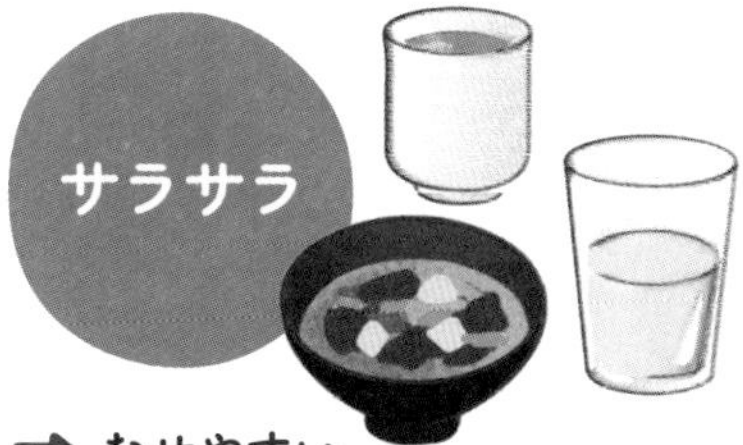
サラサラ

➡ むせやすい

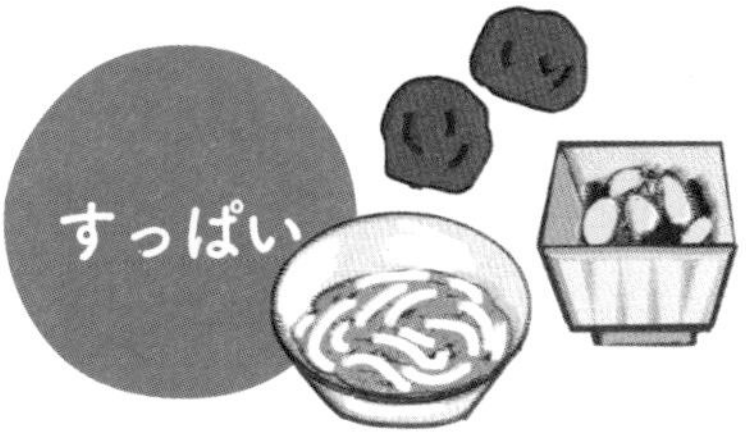
すっぱい

➡ むせやすい

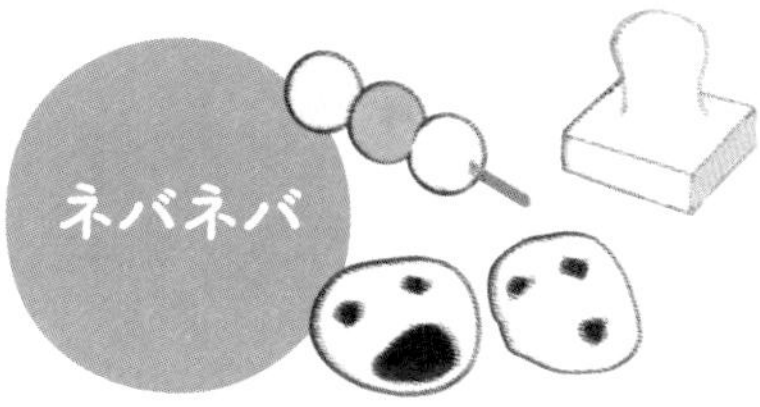
ネバネバ

➡ のどに詰まりやすい

「かむ力」「飲み込む力」はできるだけ維持しよう

食べにくくなった食品は避けずに
食べやすくくふうして
食べる力を維持していきましょう。

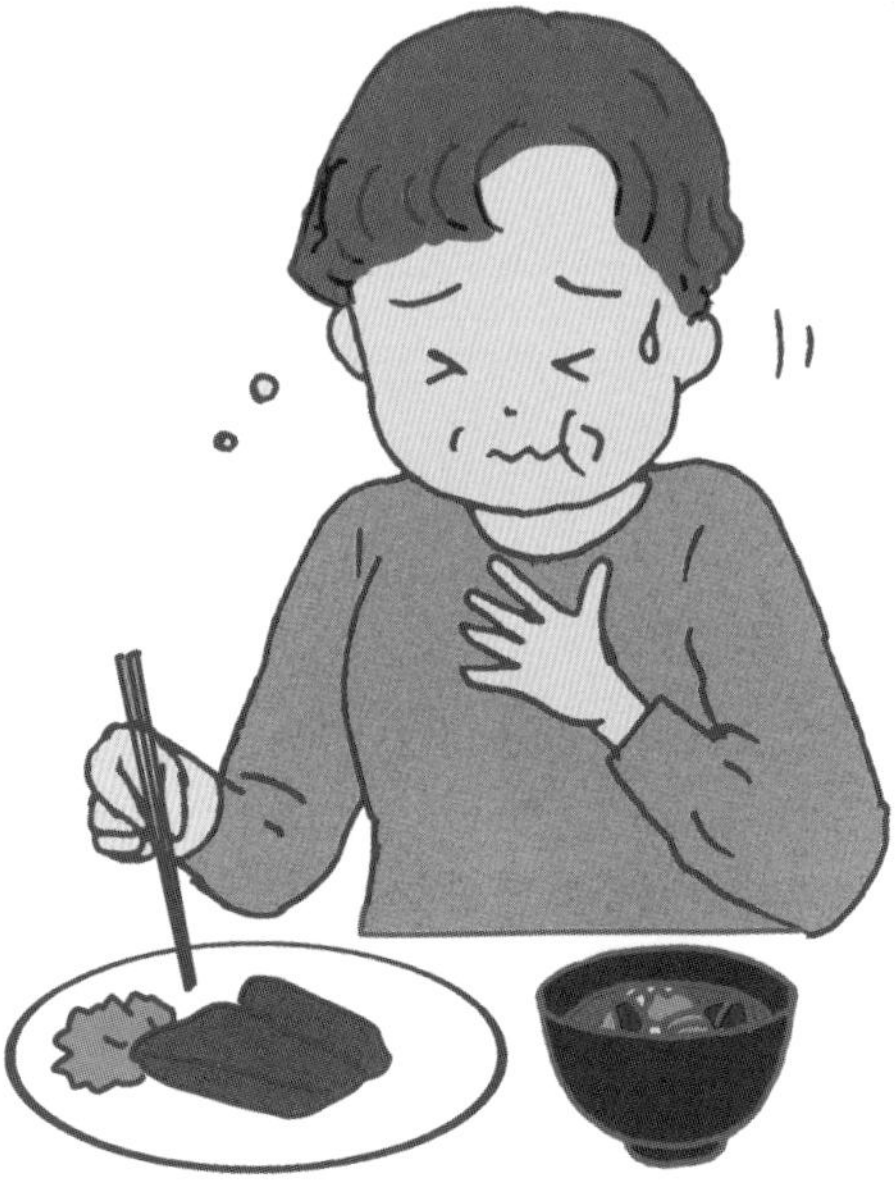

「食べにくい食品は小さく刻めばよい」と思っていませんか？　**実は、細かく刻んだ食べ物は、口の中でバラけるために飲み込みにくく、飲み込めたとしても、誤って気管に入ってしまうなどして、誤嚥性肺炎を招くこともあるのでおすすめできません**。箸でつまめる大きさが安全で食べやすいサイズの目安です。また、やわらかい食べ物に偏るとかむ力を損なう原因にもなります。**今持っているかむ力、飲み込む力を維持することは、今後の食生活を楽しむためにも必要なことなのです**。

できるだけ長く「かむ」「飲み込む」力を維持するには

箸でつまめるものを

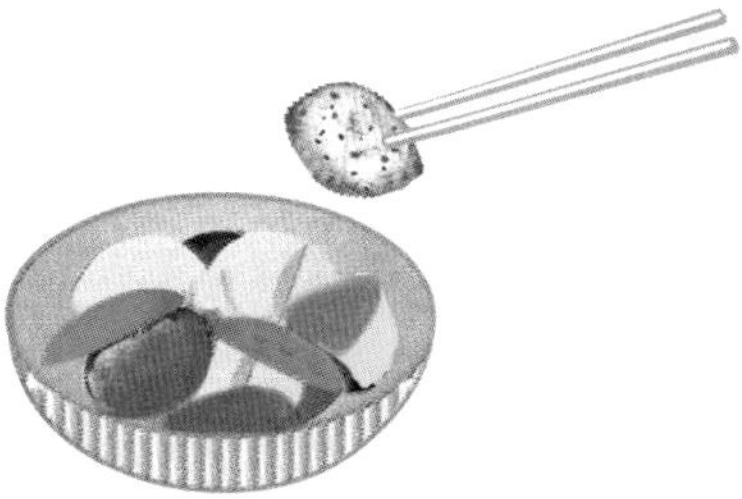

人参や大根などはやわらかく煮て、ある程度の大きさを残すほうが食べやすいです。箸でつまめる大きさを目安にしましょう。

弾力性のあるものは要注意！

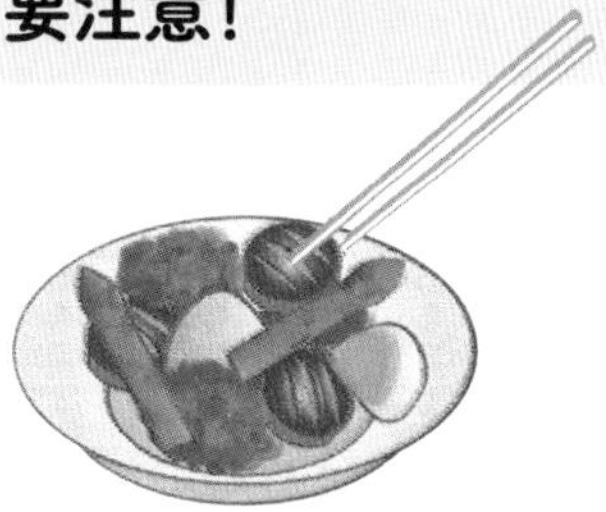

こんにゃくや生のタコ・イカなど弾力性があってかみ切りにくく、飲み込みにくいものは避けましょう。のどに詰まるなどの危険が伴います。

何を食べているのかわかるように

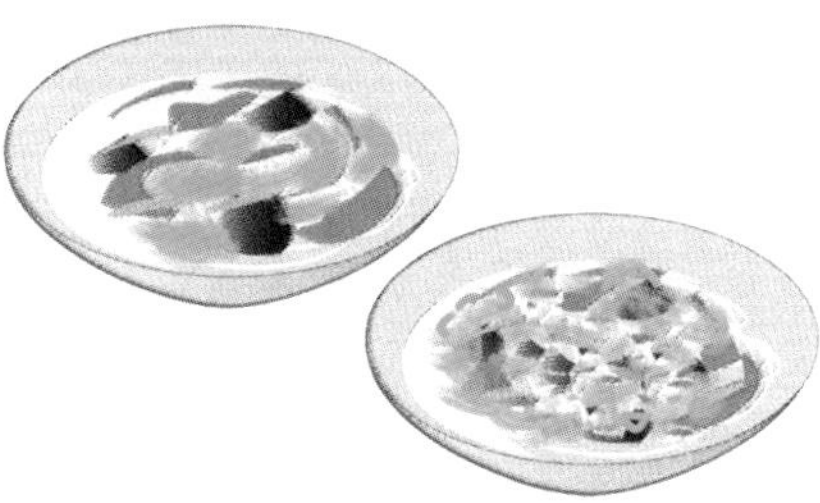

食事は目でも楽しむものです。楽しみながら食べる力を維持するためにも、何を食べているのか具材が何かわかる仕上がりに調理することも大切です。

歯のケアをする

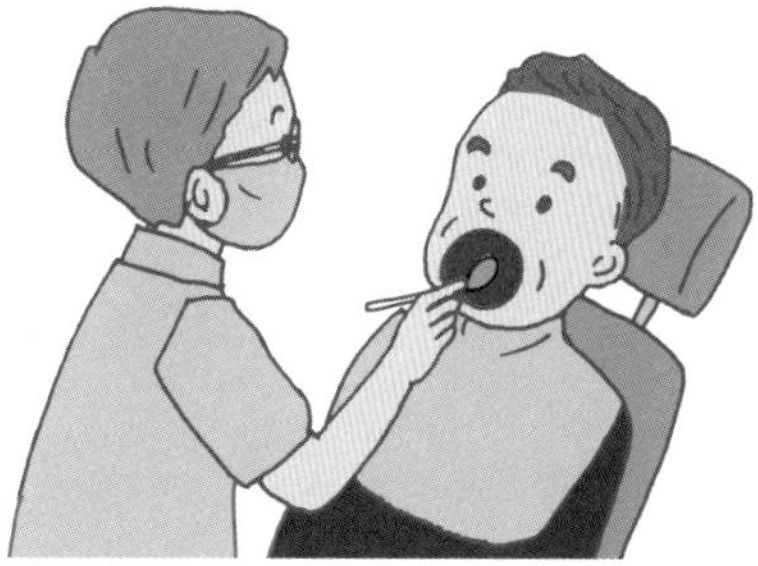

かむときのあごの力や飲み込む力に問題が生じていなくても、虫歯や義歯が合わないなどの理由で食べにくくなることが多いもの。歯科で口腔内のチェックを受けましょう。

「かむ」「飲み込む」が難しくなったら

食べ物を飲み込むまでには段階があります。その過程のひとつでも乱れてきたら食事を安全にとるために配慮が必要です。

かむ力、飲み込む力を維持する努力をしてきたとしても、次第にその力が落ちていくことを止めることはできません。食べ物をかんで飲み込むまでには左の図のような流れがあります。そのうちのどこかひとつでも低下してくると、**安全に食事から栄養をとることが難しくなってきます**。食事に時間が長くかかるようになったり、いつまでも食べ物が口の中に残っていたり、今までラクに食べていたものが食べにくくなるなどのことが続くようなら、食事を見直すサインです。

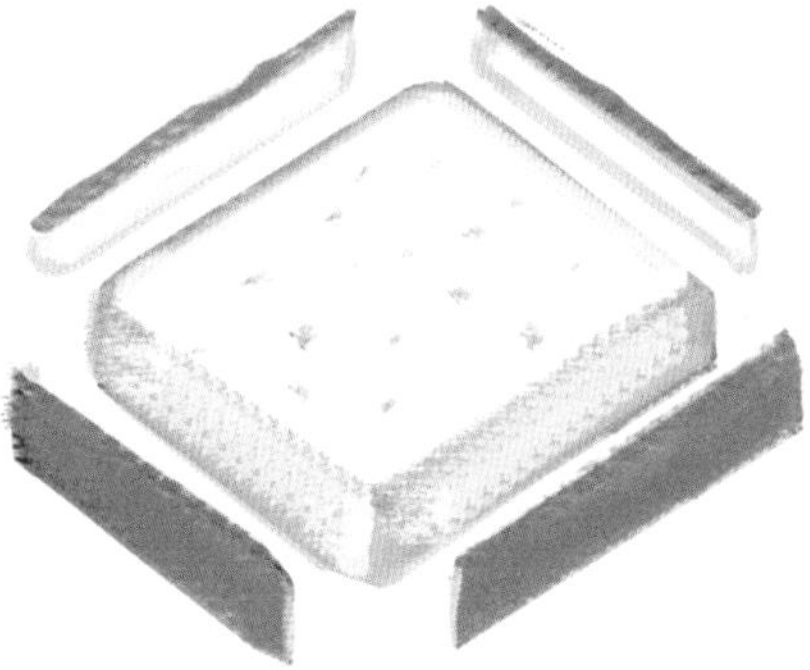

かみやすいところを選んで食べよう

かみにくくなってくると、食パンの耳が食べにくいことも。そのようなときは、耳を取り除いて食べるなどして、かみやすいところだけを選んで食べるのも、シニアの食べ方のくふうの1つです。

飲み込むまでの3段階を知ろう

1　食べ物をかみ砕く

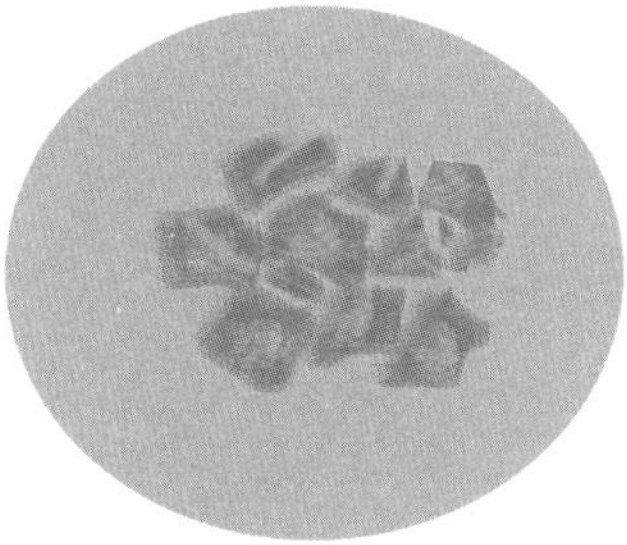

食べ物が口の中に入ったら、まずはあごの力を使って、かんで食べ物を小さくかみ砕きます。

心配になったら➡p.74へ

2　かんだものをまとめる

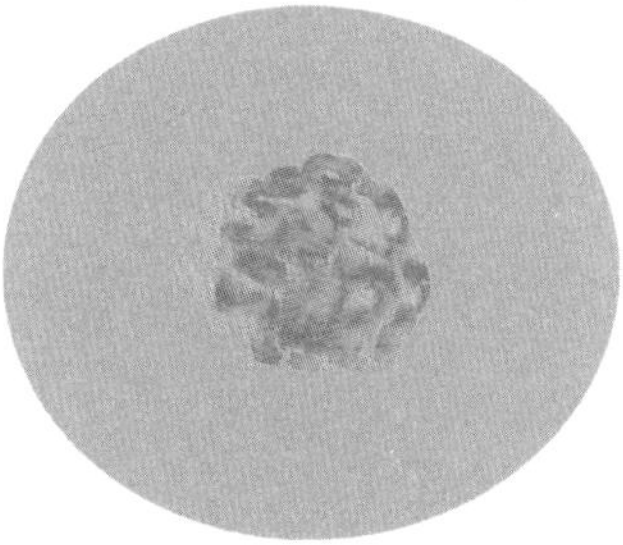

かみ終えたら、口の周囲の筋肉や舌を使って、細かく砕かれたものを唾液と混ぜ合わせてうまくまとめます。まとまったものを食塊《しょっかい》といいます。ここでうまくまとまらないと飲み込むことができません。

心配になったら➡p.76へ

3　食べ物を飲み込む

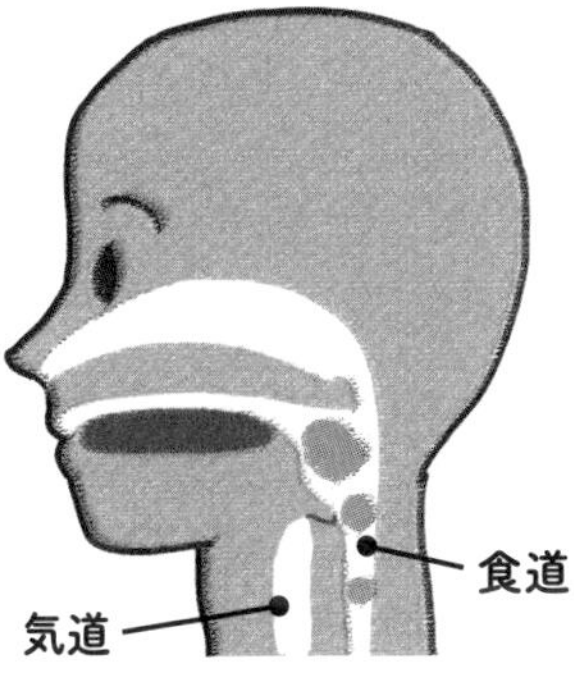

食べ物がまとまったら、舌先を歯の裏側につけて、食べ物をのどに送り込み、食道に落とします。このとき気道にふたをするタイミングが合わずに、気道に食べ物が入ってしまうと誤嚥を起こします。

心配になったら➡p.78へ

かみやすい調理法

**かまずに済む食材ばかり食べたり
かまずに飲み込んだりしていると
必要な栄養がとれなくなってしまいます。**

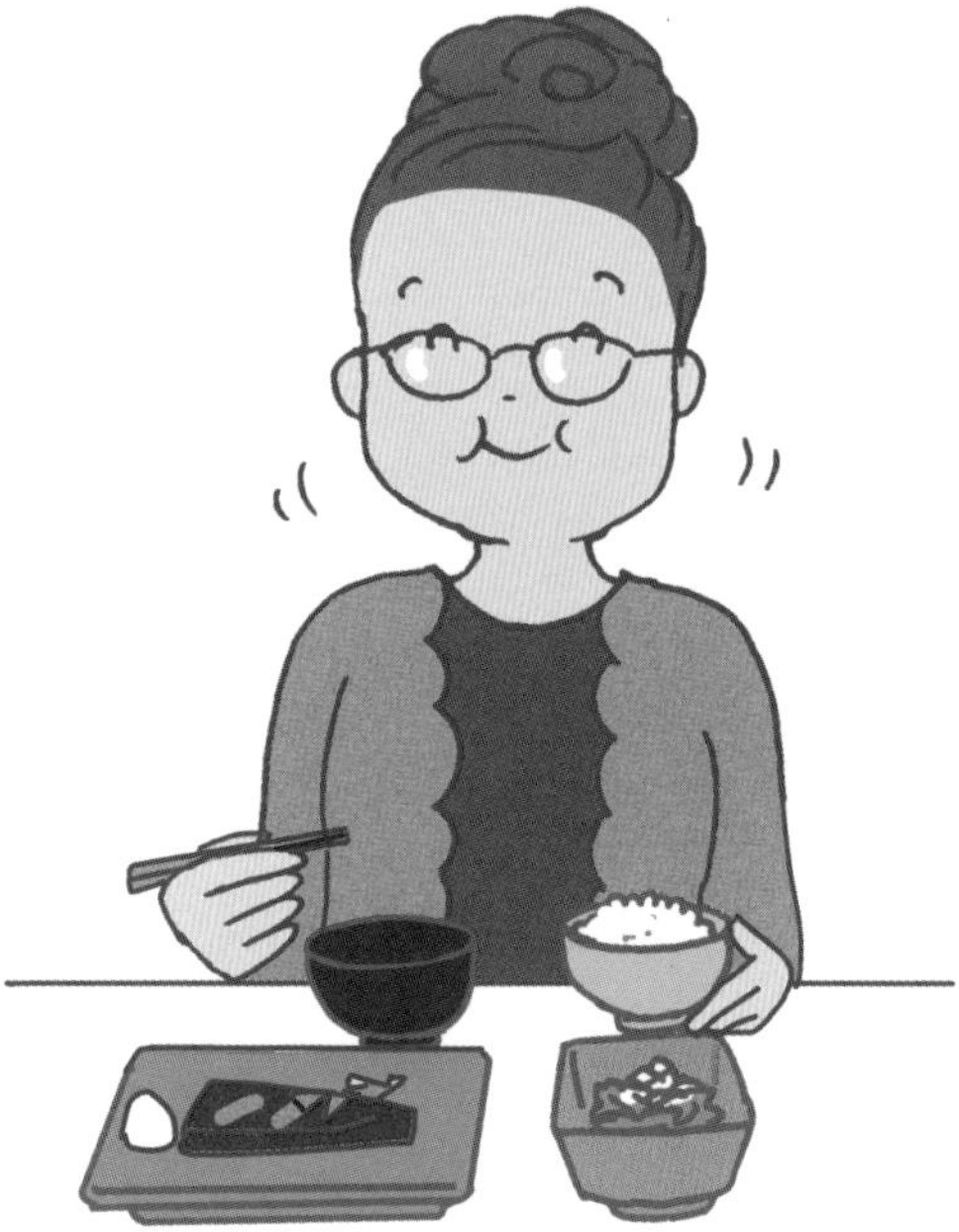

73ページのひとつめの「食べ物をかみ砕く」がうまくいかなくなったからと、**かまずに済む食材ばかり食べていると、栄養不足になってしまいます**。また、よくかまずに飲み込んでいると消化吸収がうまくいかず、食べているのに必要な栄養がとれなくなってしまいます。**「かむ」ことが難しくなってきたら、かまなくてよい食品に切り替えるのではなく「かむことを助ける調理法」を取り入れればよいのです**。かんで「おいしいな」と感じながら食事することが、食の喜びでもあります。

かむことを助けるくふう

野菜はまず下ゆでをする

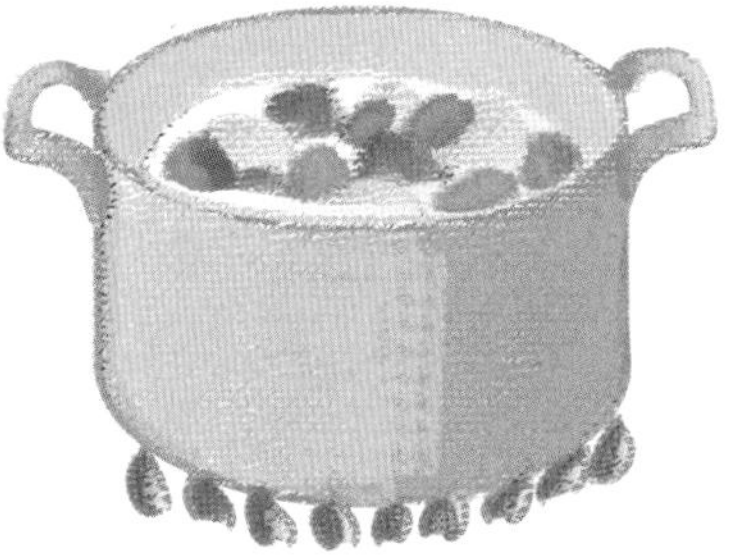

煮物、炒め物、和え物など野菜を使うときは、先に下ゆでをしておくと、でき上がったときにかたくてかめないということを避けられます。

やわらかくなってから味つけする

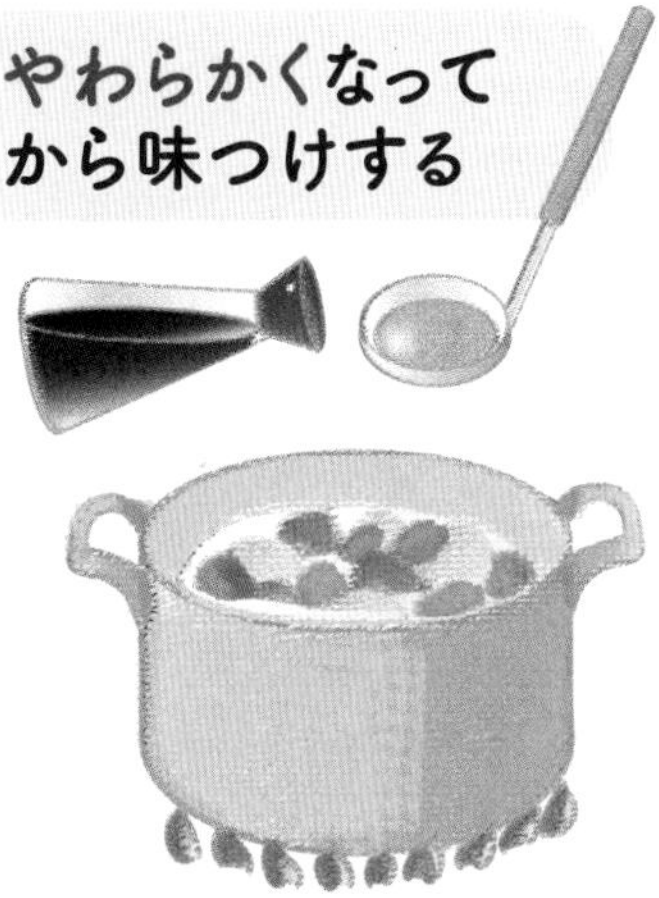

食材がかたいうちに調味料を入れると煮えにくく、加熱する間に味がしみ込み過ぎて味が濃くなりがちです。やわらかくなってから味つけを。

切りかたの工夫をする

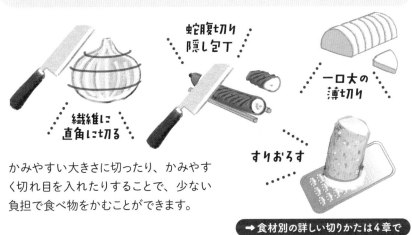

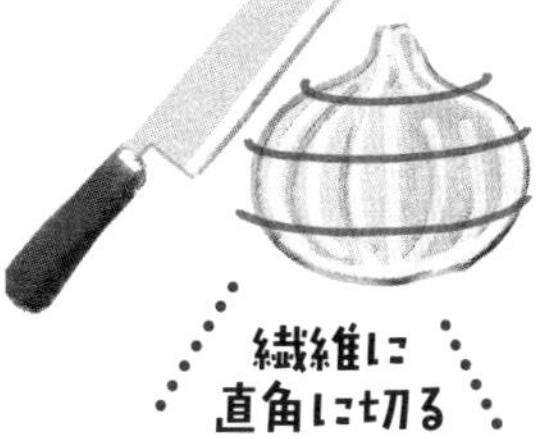
繊維に
直角に切る

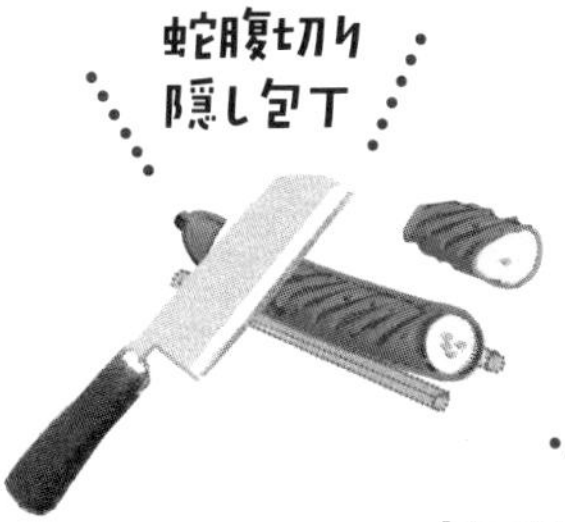
蛇腹切り
隠し包丁

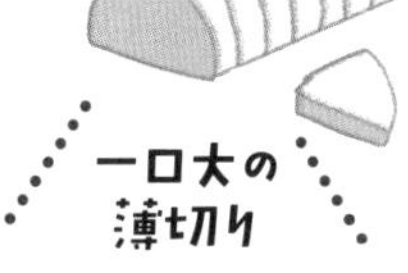
一口大の
薄切り

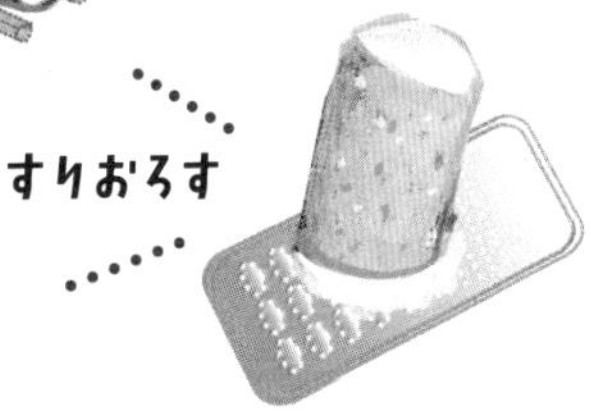

かみやすい大きさに切ったり、かみやすく切れ目を入れたりすることで、少ない負担で食べ物をかむことができます。

➡食材別の詳しい切りかたは4章で

まとまりやすい調理法

食べ物をまとめられないとうまく飲み込めず、誤って気道に入り込む可能性も。むせたり、誤嚥性肺炎を起こします。

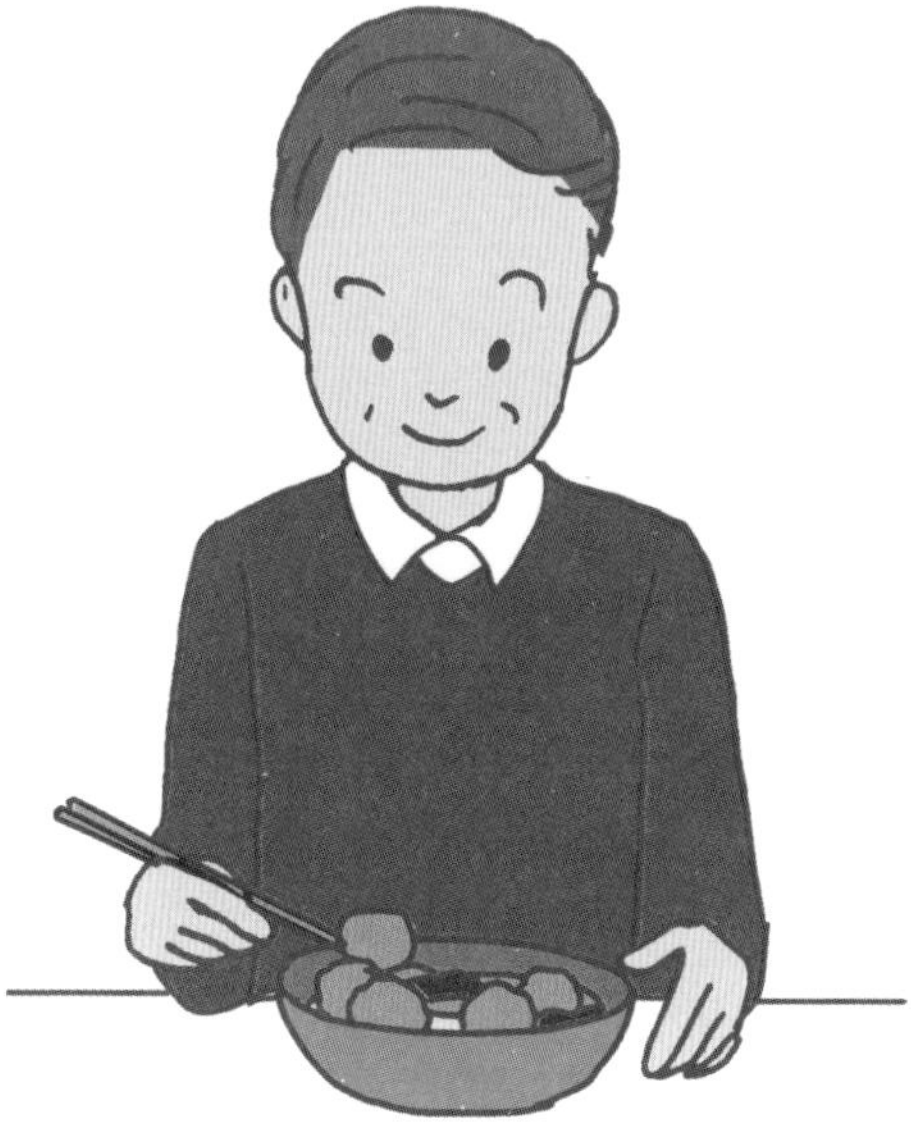

73ページのふたつめの「かんだものをまとめる」がうまくいかなくなると、いつまでも飲み込めないという現象が生じます。「細かいほうが食べやすい」と思って細かく刻みがちですが、細かければよいわけではありません。**食べ物を飲み込むためには、ある程度の大きさが必要です。細か過ぎて食べ物がまとまっていないと、食べ物のかけらが気道に入り込み、誤嚥やそれが原因の肺炎を起こすこともあります。**安全に食事をするためにも、食べ物をまとめやすくする必要が出てきます。

まとまりを助けるくふう

つなぎを入れる

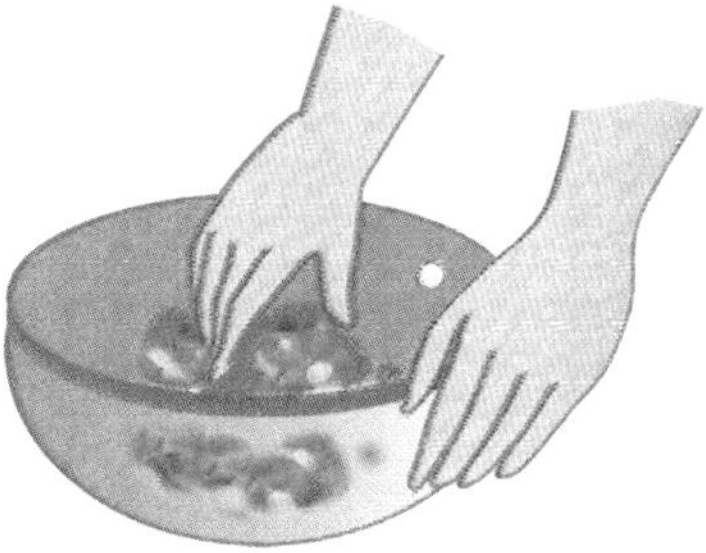

ひき肉はボソボソしてまとまりにくいため、ハンバーグを作るときはつなぎを入れてよく練ります。パン粉のほか、小麦粉、豆腐、牛乳、卵などもつなぎになります。

和える

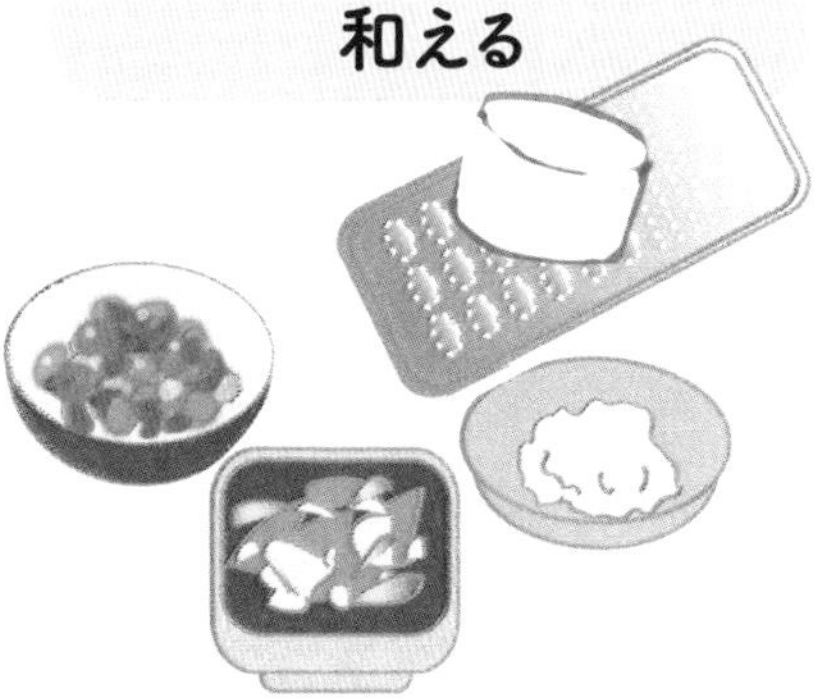

バラバラしやすいおかずは、水分や粘り気の多いもので和えるとまとまりやすくなります。トロミ剤を加え大根おろし、豆腐、ひきわり納豆などで和えてみましょう。

芋を使う

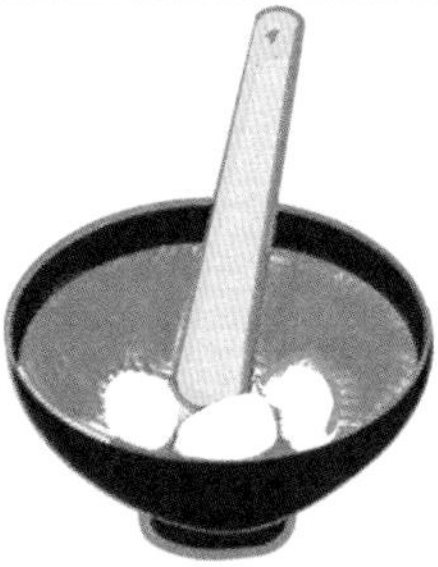

粘り気のある芋といえば山芋や里芋。ほかにジャガイモ、サツマイモなどもゆでてつぶせば、でんぷんがノリ状になり、食べ物をうまくつないでくれます。

ゼラチンなどで固める

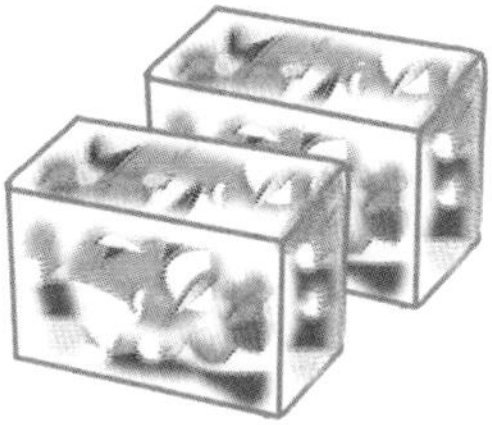

飲み込む力がさらに低下し、水分でむせるようになってきたらゼラチンやとろみ剤、ゲル化剤などで、まとまりやすくして食べましょう。

飲み込みやすい調理法

安全に食事をするために必要な「飲み込む」力。食材のすべりをよくするなどののどごしをよくするくふうをしましょう。

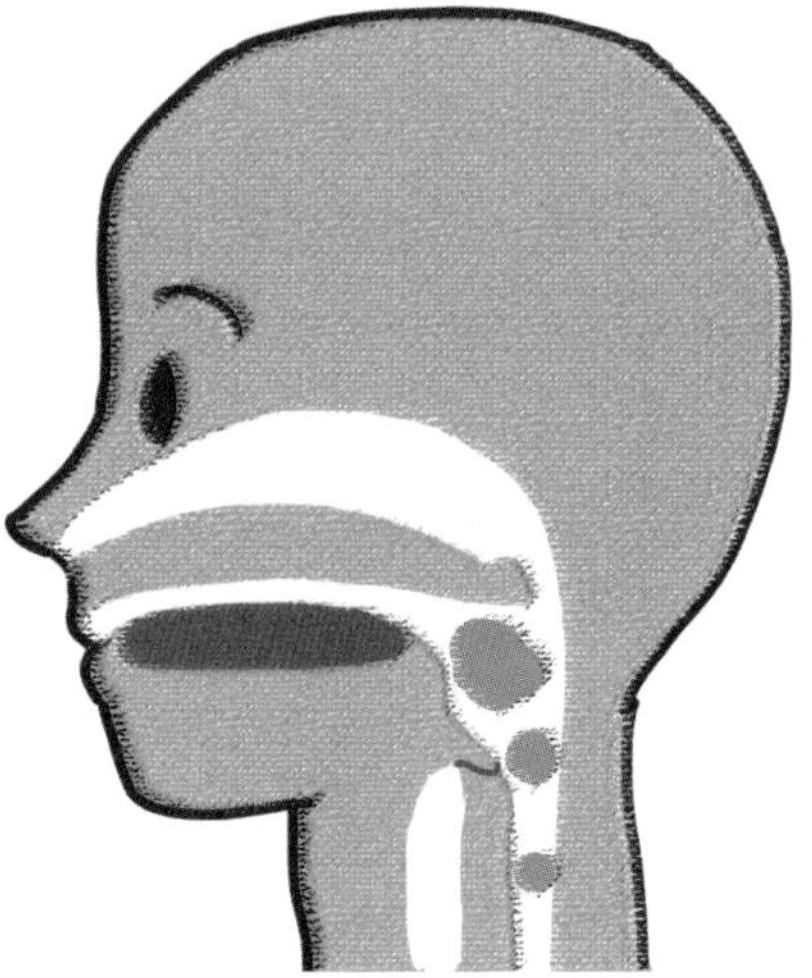

「食べ物を飲み込む」がうまくいかなくなるのは、食べ物がまとまらないだけでなく、のどの筋力低下も原因になります（p.18参照）。筋力を改善することも必要ですが、**日々の食事を安全にとり続けるためには、食べ物がのどをできるだけスムーズに通過することも必要です**。のどごしのよい食べ物を選んで食べてばかりでは栄養がとりにくいので、そうでない食べ物もなめらかにのどを通過できるくふうをすればよいのです。

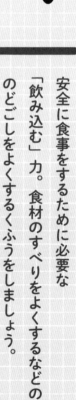

飲み込みやすくするくふう

油脂を加える

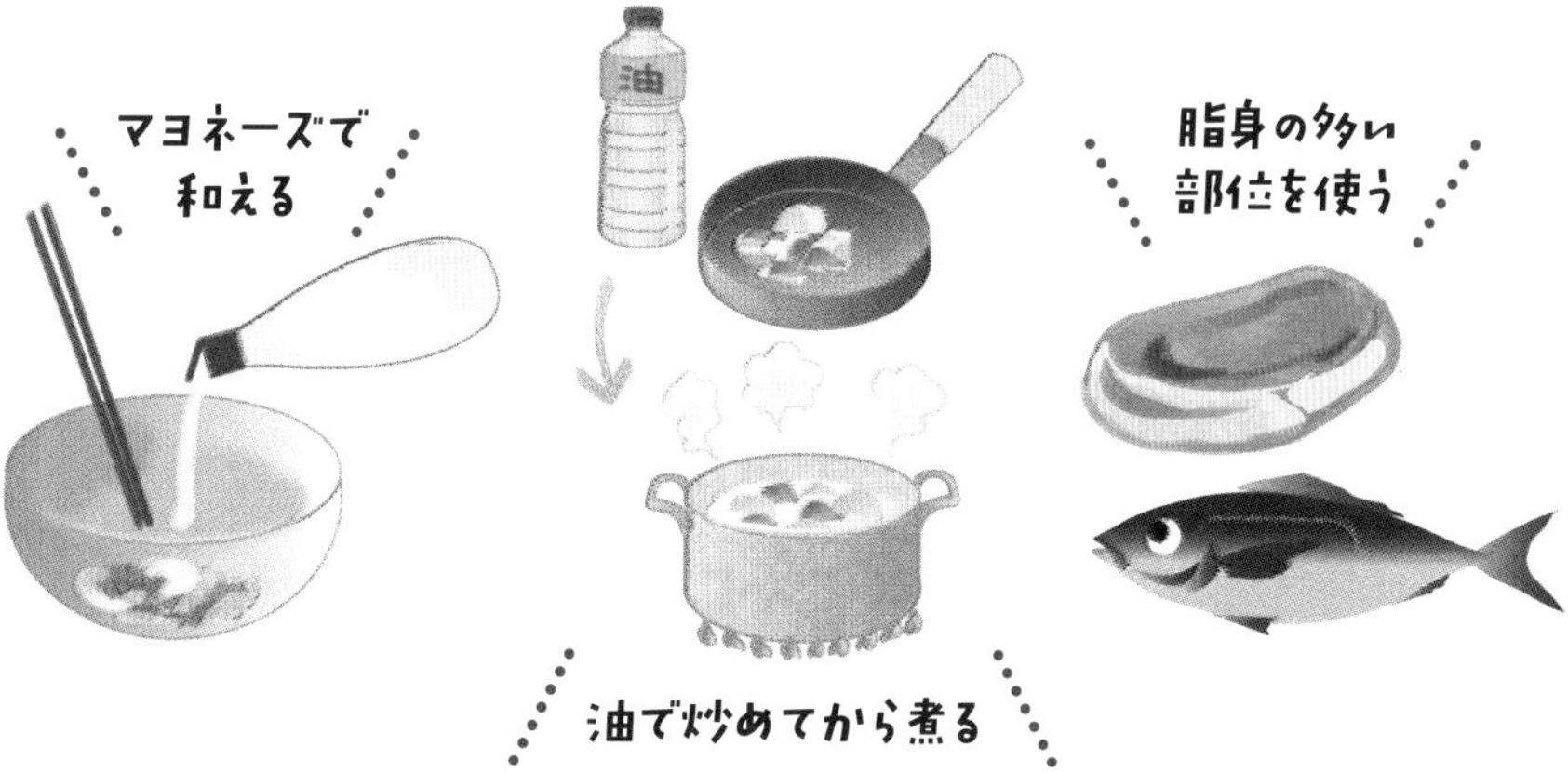

マヨネーズで和える
油
脂身の多い部位を使う
油で炒めてから煮る

油分が加わることで食べ物がまとまりやすく、
飲み込みやすくなるうえ、エネルギーアップも期待できます。

とろみをつける

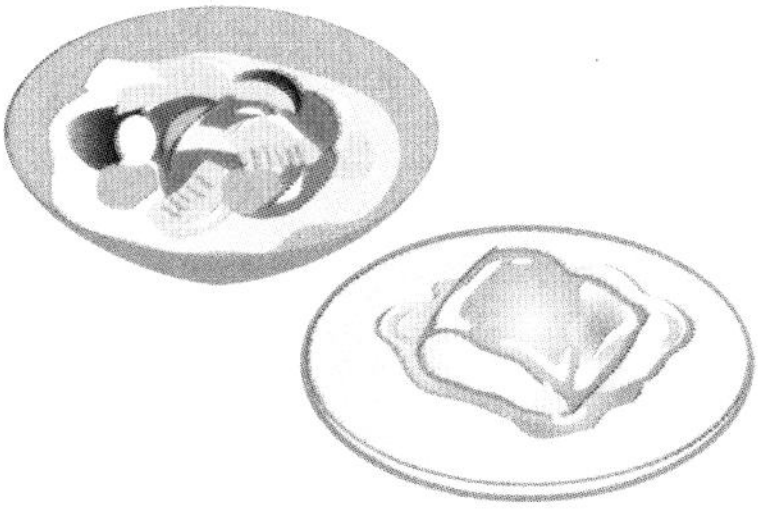

八宝菜やシチューなどメニュー自体にとろみのあるものをとり入れるほか、焼き魚に片栗粉を使ったあんをかけてとろみをつけるなども有効です。

水分を補う

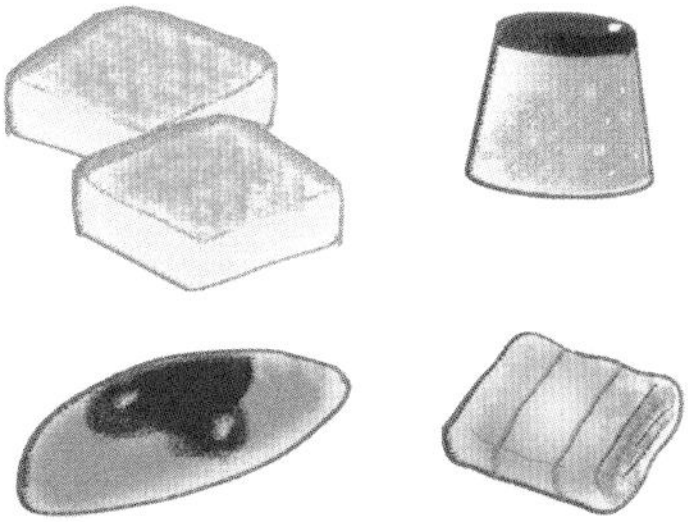

パサパサしたパンは牛乳を使ってフレンチトーストやパンプディングなどに。卵焼きもパサつきやすいので牛乳やだし汁を加えて。

食べやすくする便利食材

口の中でまとまりやすくする食材、食べ物を飲み込みやすくする調味料を紹介します。食事作りに役立ててください。

とろみをつけてのどごしをよくする食材

食品や食材そのものが持っている粘り気をうまく利用して、食べやすい食事を作りましょう。

● 粘り気があってまとまりやすいたんぱく質が豊富な食品

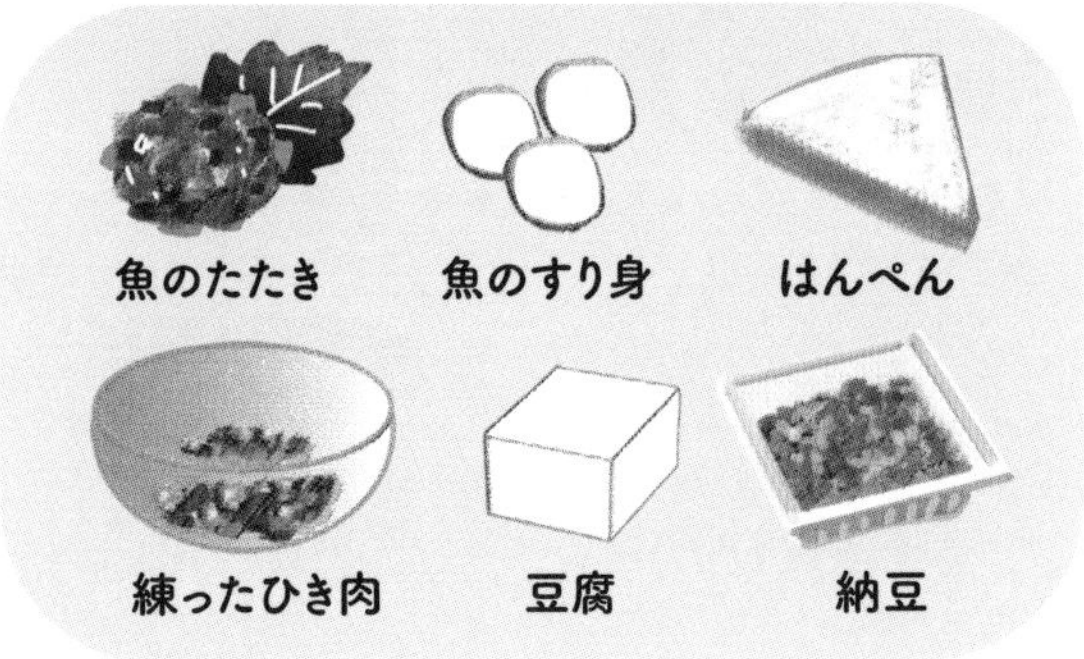

● ネバネバ、トロトロを利用できる野菜、果物

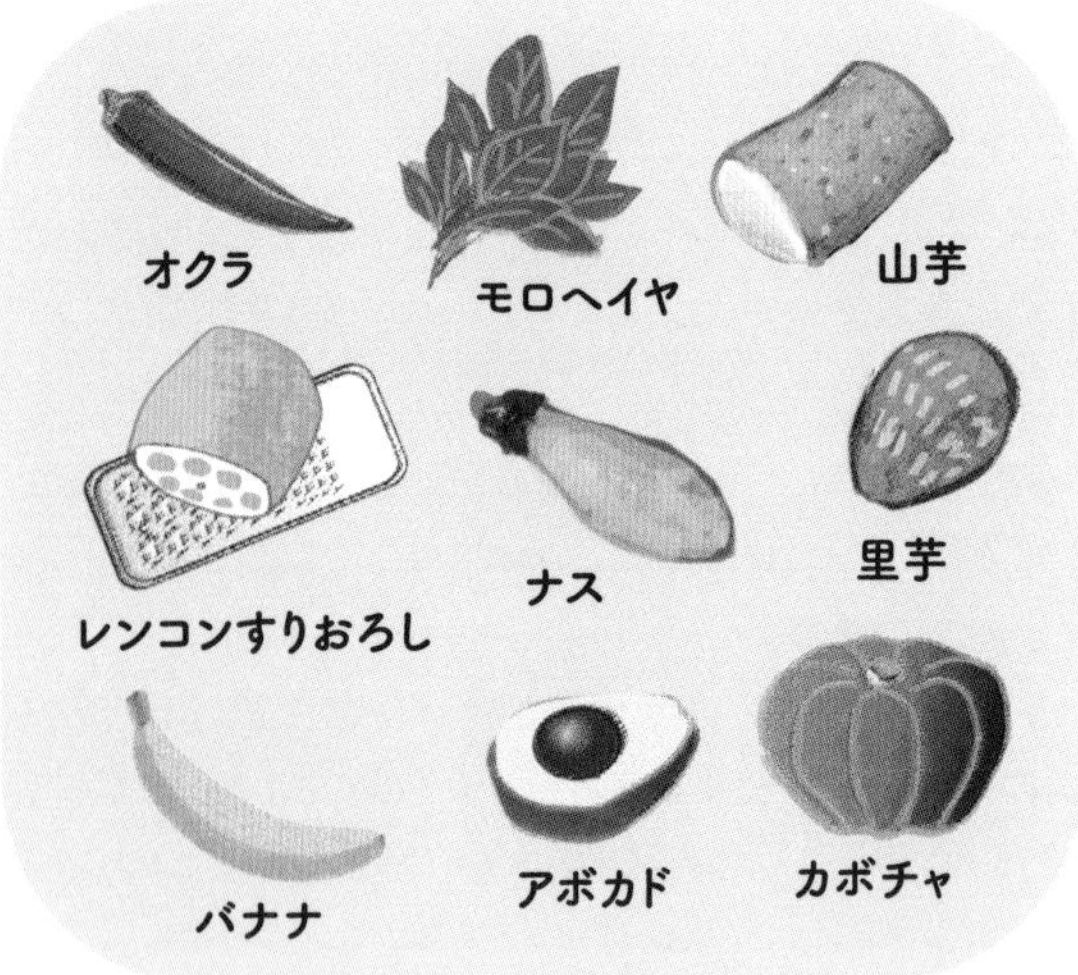

食材をしっとりさせて食べやすくする便利な調味料

食材がパサパサ、ポソポソしているものでも、
粘度を増す調味料を使うことで食べやすくなります。

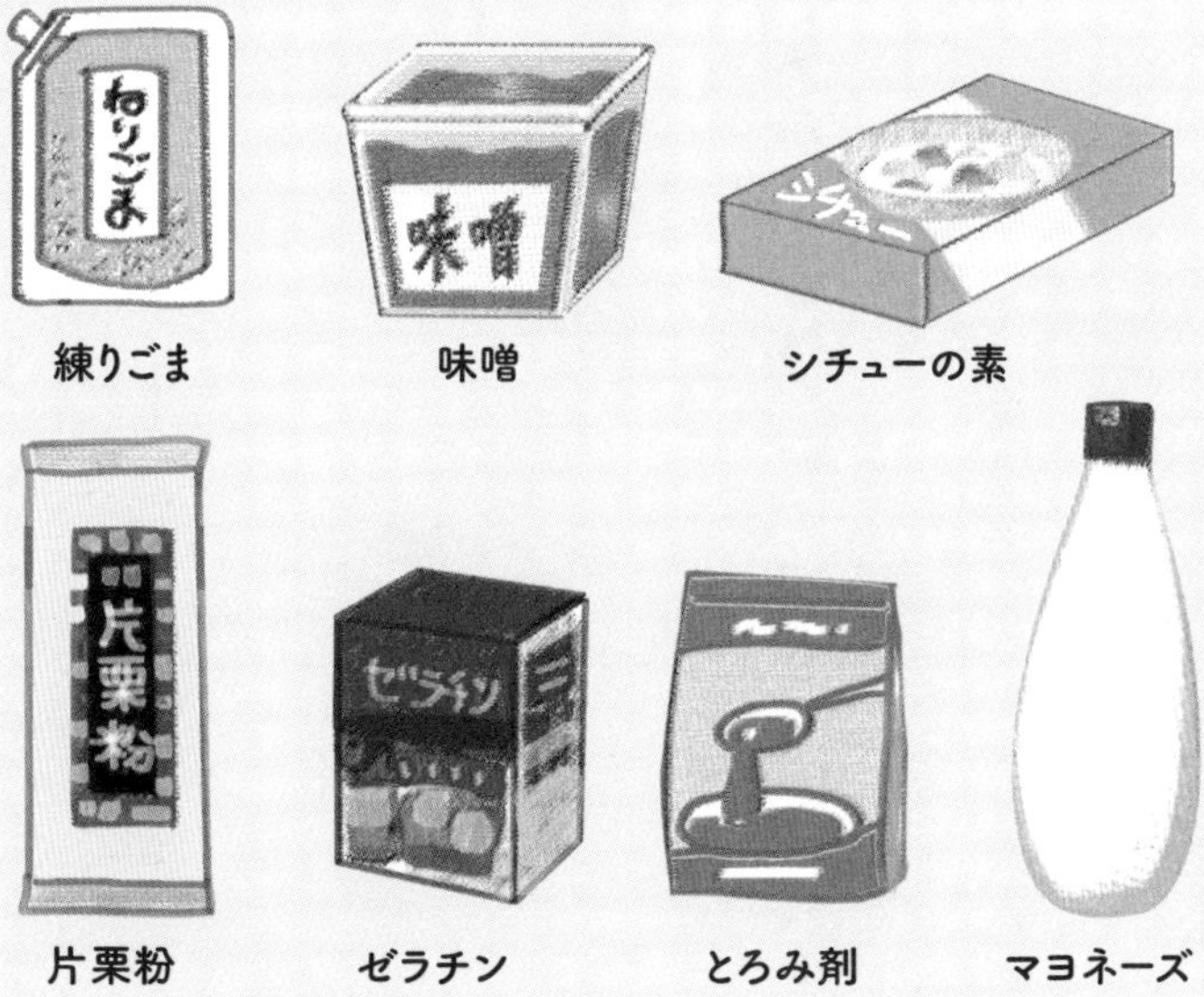

食べにくくする食材

のどにへばりつく

のどに残る

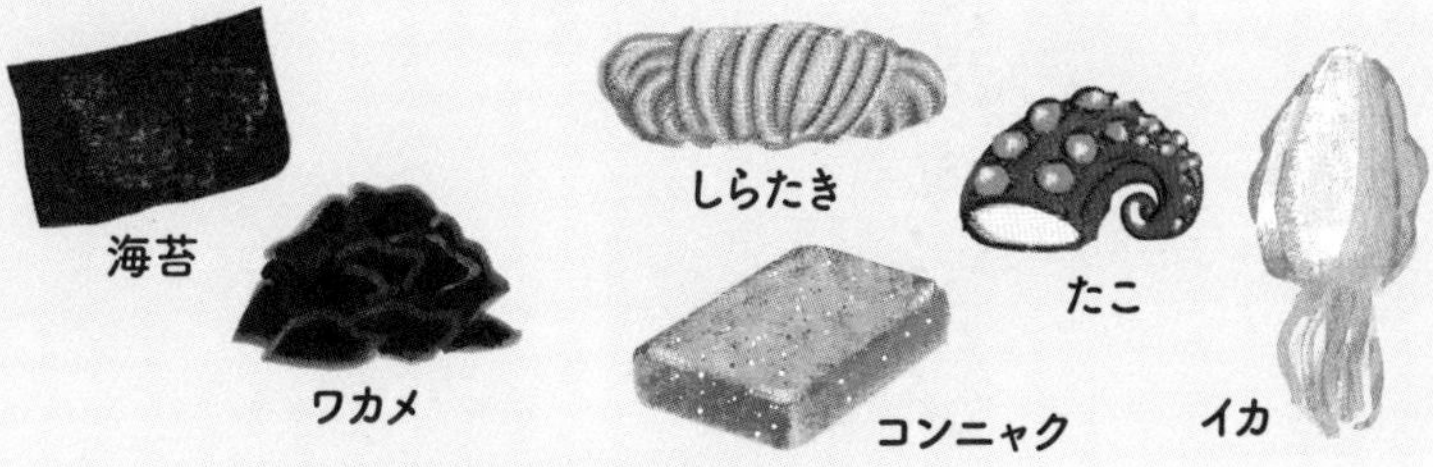

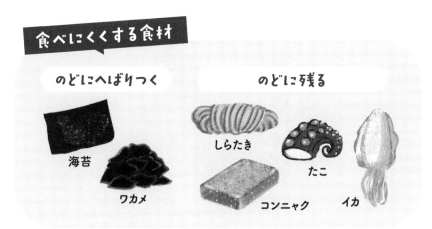

エネルギーを
増やしたいとき

加齢に伴って自然に
摂取エネルギーが減ってくる人が多いです。
無理のない方法で増やしていきましょう。

エネルギーを増やしたい人

- 食が細くなった人
- 減量の取り組みをしていないのに体重が減ってきた人
- 体力が落ちたと感じている人
- 歯の具合が悪くなって食べづらくなってきた人

シニア世代の多くは、「積極的にエネルギーをとるようにしたい人に当てはまる」という国の調査結果（「日本人の食事摂取基準」2020年度版）があります。加齢に伴って食べる量が減り、揚げ物などを受けつけにくくなったり、活動量が減って空腹を覚えない人が見られます。そのときに**食べたいものを食べたい量だけ食べるといった食生活では、自然に1日にとりたいエネルギーがとりきれなくなります**。まずは1日3度の食事をきちんと食べ、その不足分は間食で補ってください。

エネルギーを増やすくふう

たっぷりの油で焼く

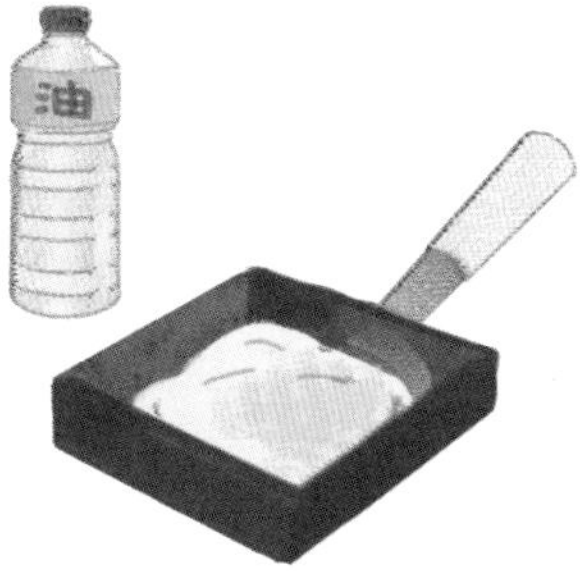

卵はよく油を含んでくれる。

おかずに油を落とす

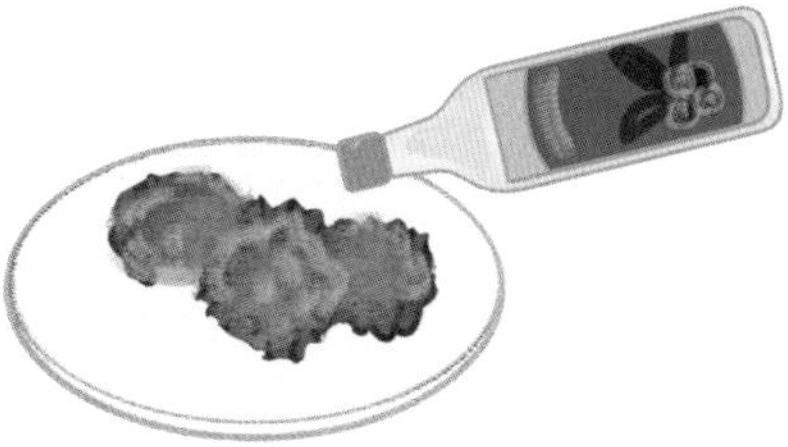

油分の少ないおかずのときは
少量の油を落として食べるとよい。

和え物に油分のあるものを加える

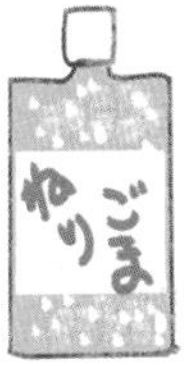

練りごま

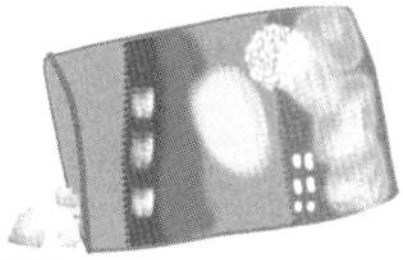

ポテトチップスを
砕いたもの

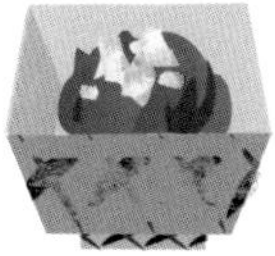

マヨネーズや天かすも
おすすめ。

エネルギー＆栄養が豊富な間食で補う

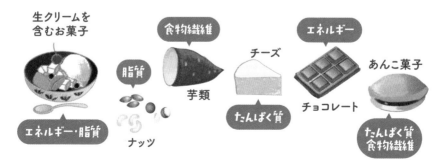

生クリームを
含むお菓子

エネルギー・脂質

脂質

ナッツ

食物繊維

芋類

チーズ

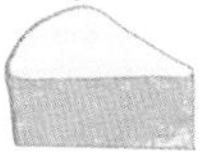

たんぱく質

エネルギー

チョコレート

あんこ菓子

たんぱく質
食物繊維

エネルギーを減らしたいとき

加齢には関係なく食欲が止まらない場合や持病、体調によってはエネルギーを抑える食事が必要なこともあります

エネルギーを減らしたい人

- 過体重で医師の指示がある人
- 体重が増加して膝や腰に負担がかかり減量をすすめられている人
- 糖尿病などの病気があり、医師の指示がある人
- 油料理や甘いものが好きで、去年着ていた服が着られなくなった人

年齢を重ねるにしたがって、食べる量が減ってくる人も多いのですが、**活動量は減っているのに以前と変わらず食欲があり、必要以上に食べてしまうという人もいます**。その場合は、「シニアになったからエネルギーたっぷりでいい」とは限りません。かかりつけの医師がいれば、現在の健康状態をみてもらい、必要ならエネルギーを減らすくふうをしましょう。**肥満が招く病もあります**。糖尿病などの持病がある人は、主治医の指示にしたがって、正しく栄養管理をしてください。

エネルギーを減らすくふう

脂肪の少ない部位を選ぶ

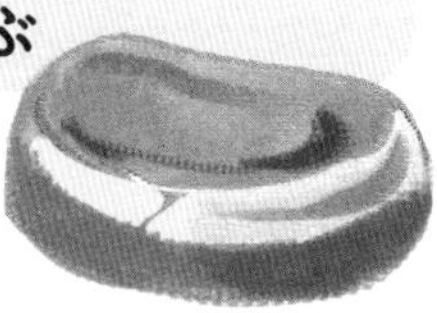

脂質は抑えて、良質な赤身からたんぱく質を。

天ぷらやフライの回数を減らす

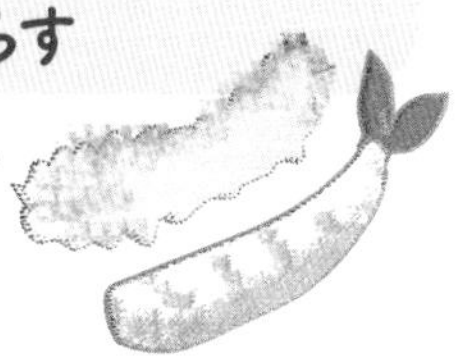

から揚げや素揚げなど衣の少ないものにするのもよい。

小さい器に盛る

必要以上に盛りつけないことも大切。

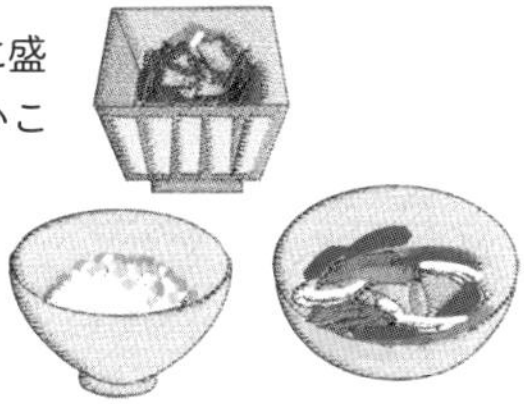

大きく切ってよくかんで食べる

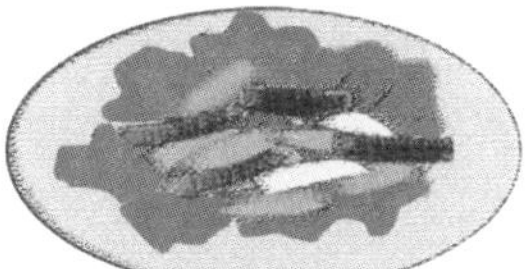

殻つき、骨つきの食材を使う

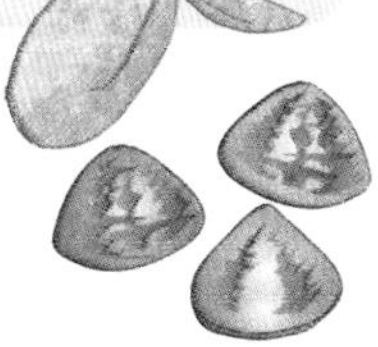

食べる手間がかかるのでゆっくり食べるようになる。

食べる順に気をつける

❶ 汁物・スープ
❷ 野菜料理
❸ 魚・肉料理
❹ 主食

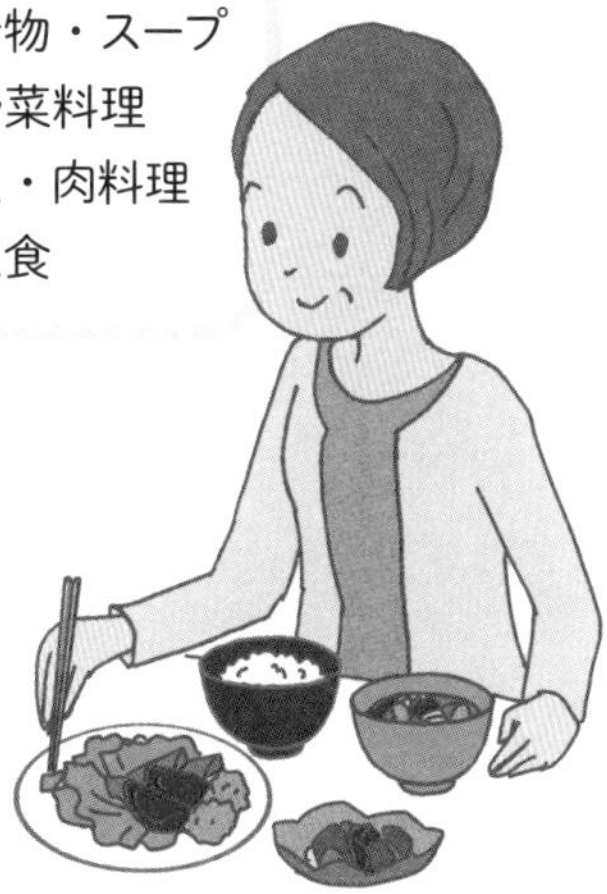

先におなかが膨れるものを食べることで、食べ過ぎを予防できる。

「揚げる、炒める」から「焼く、蒸す、ゆでる」に

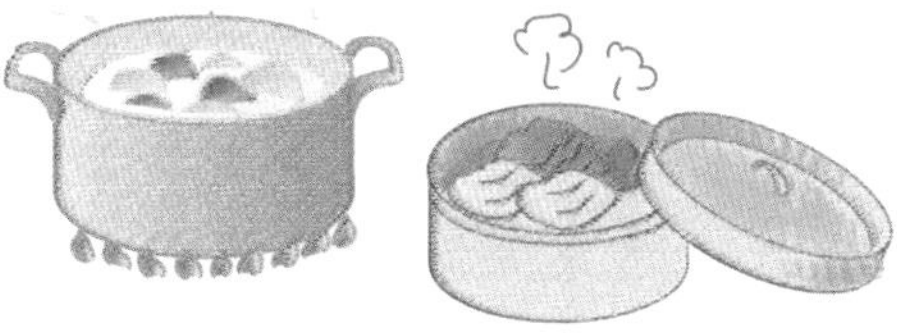

油を使わない調理でエネルギーが抑えられる。

おまけレシピ2

電子レンジでも本格派メニュー

野菜たっぷりキッシュ

● 材料（2人分）

牛乳…50cc
玉ネギ…中1/4個
ほうれん草…1/4束
バター…10g
ツナ缶…1缶（70g）
卵…1個
塩…少々
コショウ…少々

● 作り方

1 玉ネギはみじん切りにする。ほうれん草はゆでてみじん切りにする。玉ネギとほうれん草を合わせて、バターをのせ、塩・コショウをし、600Wで約2分加熱する。

2 ボウルに卵をよく溶き、牛乳、塩・コショウを入れ混ぜ、汁を切ったツナと**1**を入れる。

3 **2**を器に入れ、600Wで約10分加熱してでき上がり。

※食べるときにケチャップ少々を添えると風味が増す。
バターの香りと焦げ目が食欲をそそる

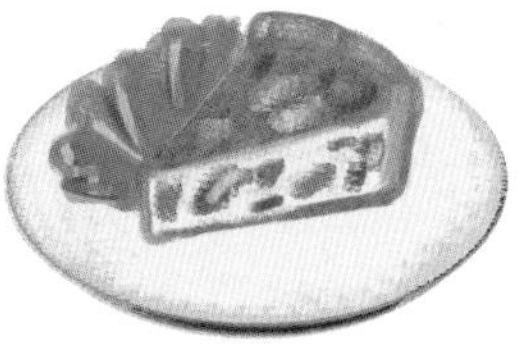

サワラのレンコンまんじゅう

● 材料（2人分）

サワラ（切り身）…1/2切れ
塩…少々
レンコン…100g
長芋…20g
薄口しょうゆ…小さじ1

〈あん〉
だし汁…1カップ（200cc）
薄口しょうゆ…大さじ1・1/2
酒…大さじ1・1/2
みりん…大さじ1・1/2
ショウガ汁…小さじ1
片栗粉…大さじ1
水…大さじ1

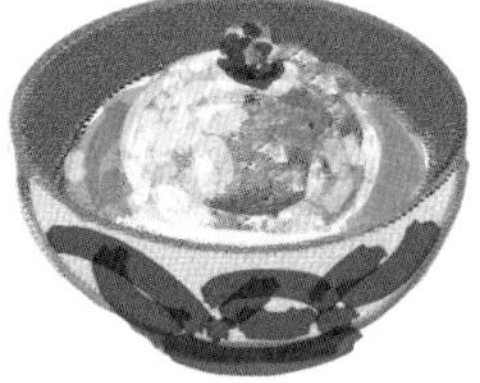

● 作り方

1 サワラに軽く塩をふり、15分以上置いておく。

2 レンコンをすりおろす。すり残ったレンコンは粗いみじん切りにして混ぜておく。長芋のすりおろし、薄口しょうゆを加えて全体をよく混ぜる。

3 サワラの水分をふき取って5㎜の角切りにし、**2**に混ぜ込んでから、丸くまとめて器に盛る。

4 600Wで6分加熱する。

5 あんの材料を器に入れて、よく混ぜて30秒加熱する。

6 **4**に**5**をかける。

※好みでわさびを添えてもよい

4章

食べやすい！
手軽にとれる！　手抜きでもいい！

栄養がとれる食べ物

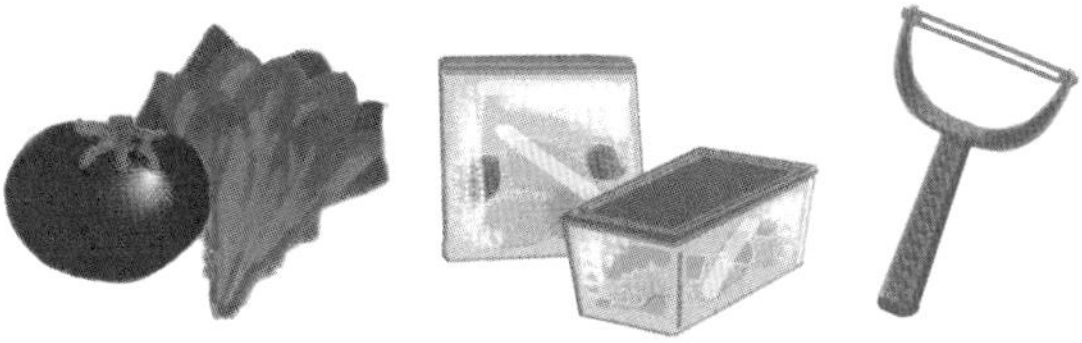

- 食べやすくしてとりたい食材
- 手軽に栄養がとれる食品
- 料理をラクにする便利グッズ

食事は毎日のことなので、栄養があって、継続して食べられるものを選ぶのも大切です。ただ、準備が大変で、1人分を作るのがおっくうに感じている人も多いでしょう。手間暇かけなくても、市販の物を上手く使えば、栄養は十分にとれるのです。ここでは準備をラクにする食材、食品、便利グッズを紹介します。

食べやすくしてとりたい食材

肉類

元気なシニアは食べている！

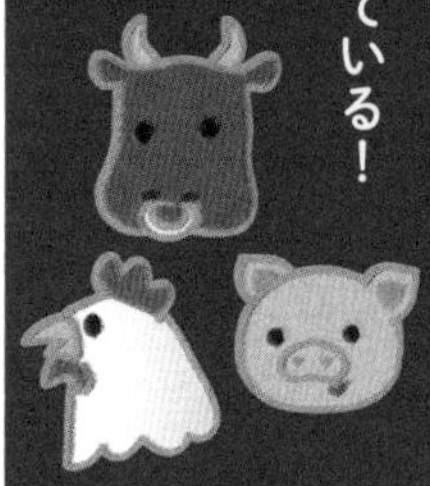

肉からは良質のたんぱく質や脂質がとれ、また量が少なくてもエネルギーをとることができ、毎日の食事に取り入れたい食材です。ただ、人によってはかみにくく、飲み込みにくい食材であることも確かです。食べにくいためにあまり食べなくなってしまうことも少なくありません。**できるだけ食べやすい部位を選び、調理前のひと手間として、切り方を変えたり、たたくなどして繊維をのばすこともおすすめです**。塊肉はもちろんのこと、スライス肉でも食べにくいときはひき肉を活用してみましょう。よく練って団子にするなどして、まとめることで、より食べやすくなります。

ポイント

- ☑ 必要な部位を選んで
- ☑ 調理前にやわらかく
- ☑ ひき肉を活用する

食べやすい肉の部位

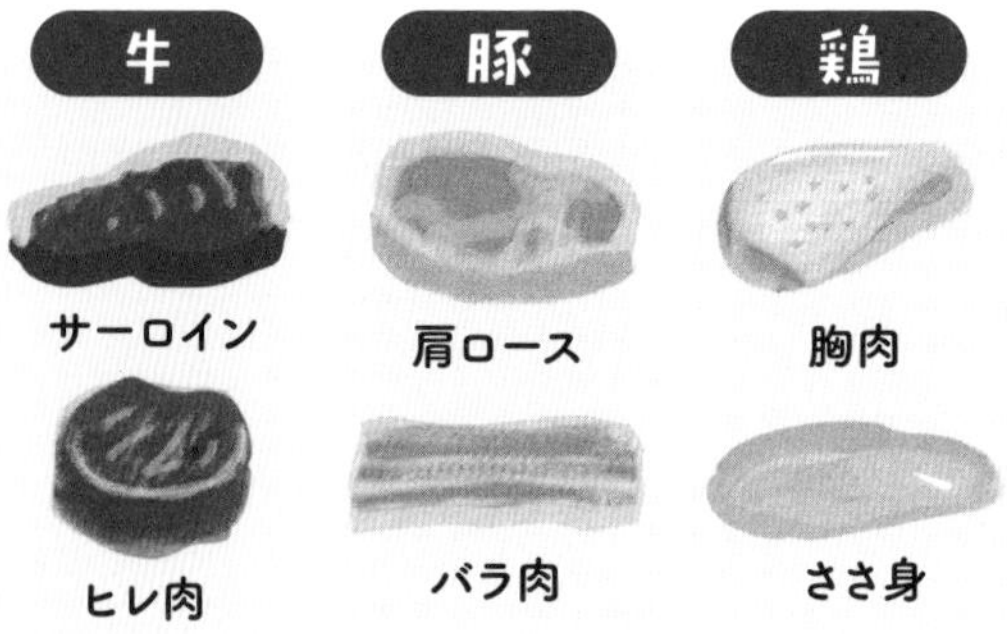

食べやすくする切りかた

筋切りをする

包丁で

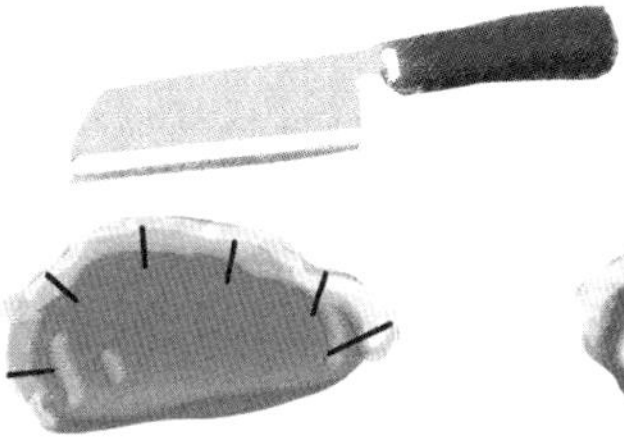

赤身と脂身の境にある筋を包丁で切る。

フォークで

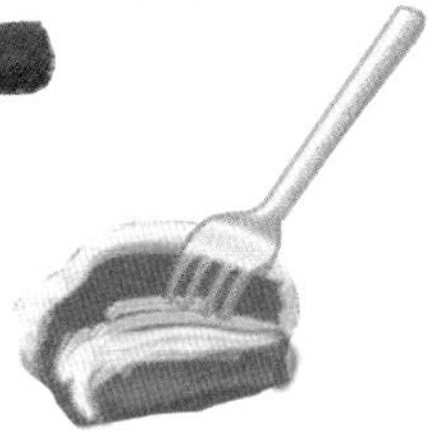

何回か突き刺すことをくり返す。

鶏ささ身の場合

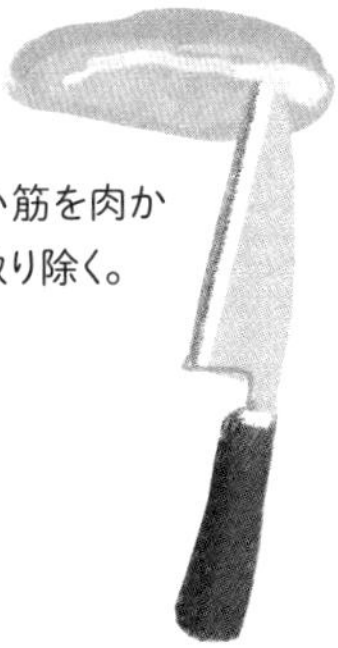

白い筋を肉から取り除く。

繊維に直角に切る

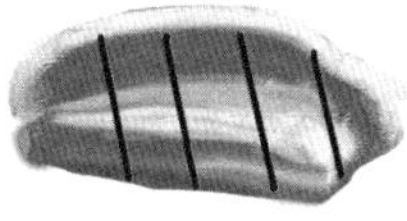

肉を切るときは繊維に対して直角になるようにする。

たたく

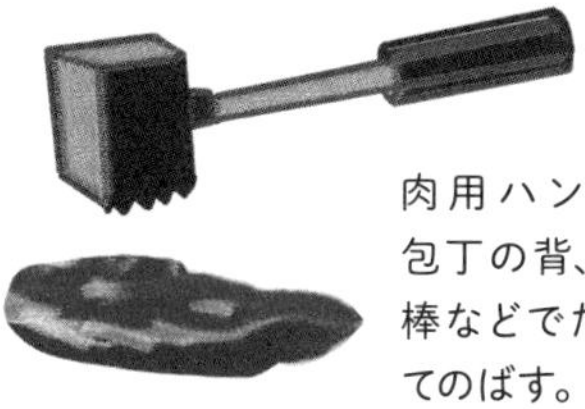

肉用ハンマー、包丁の背、めん棒などでたたいてのばす。

切れ目を入れておく

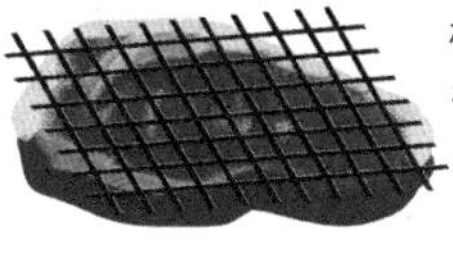

格子状に切れ目を入れる。

細かく切る

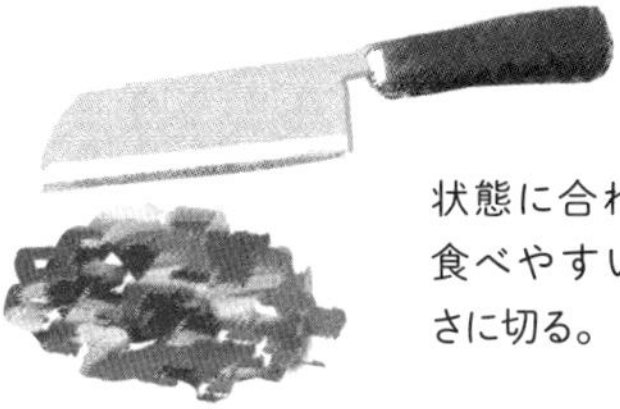

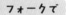

状態に合わせて食べやすい大きさに切る。

食べやすくする調理法

調理前に肉をやわらかくする

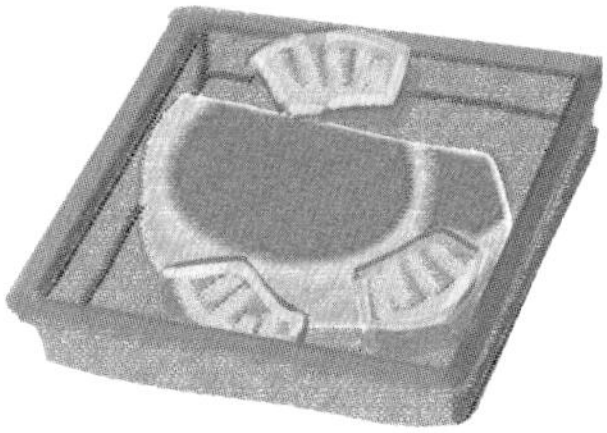

肉をやわらかくする食材に漬けておく。パイナップル、リンゴ、キウイ、ナシ、おろし玉ネギ、ヨーグルト、ショウガのすりおろし、塩麹など酵素の力でやわらかくできる。

ひき肉は二度引きを

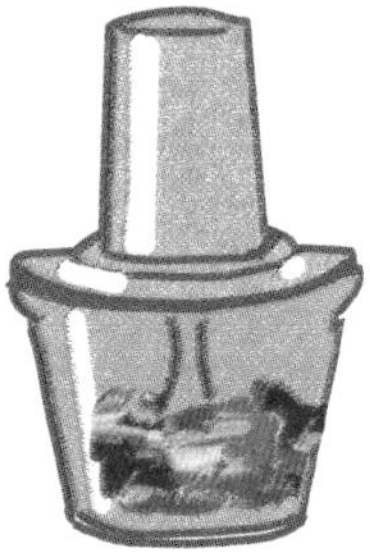

フードプロセッサーで細かくする。なければ手軽に使えるみじん切り器（p.131参照）もおすすめ。

粉をふって調理する

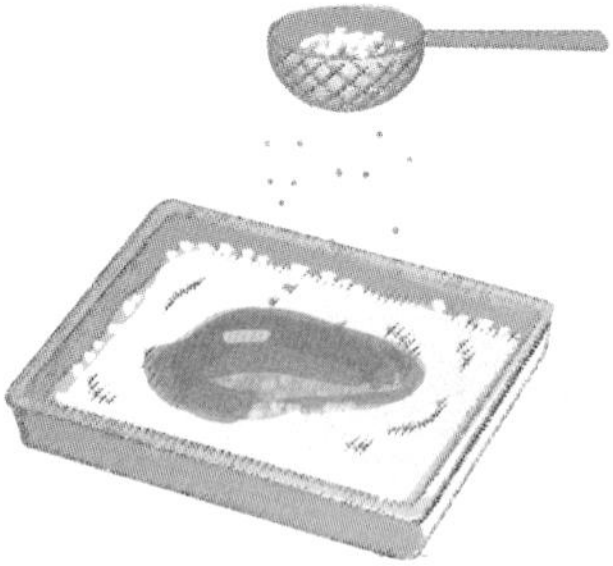

小麦粉や片栗粉などを肉にまとわせると、とろみがついて食べやすくなる。

一度取り出す

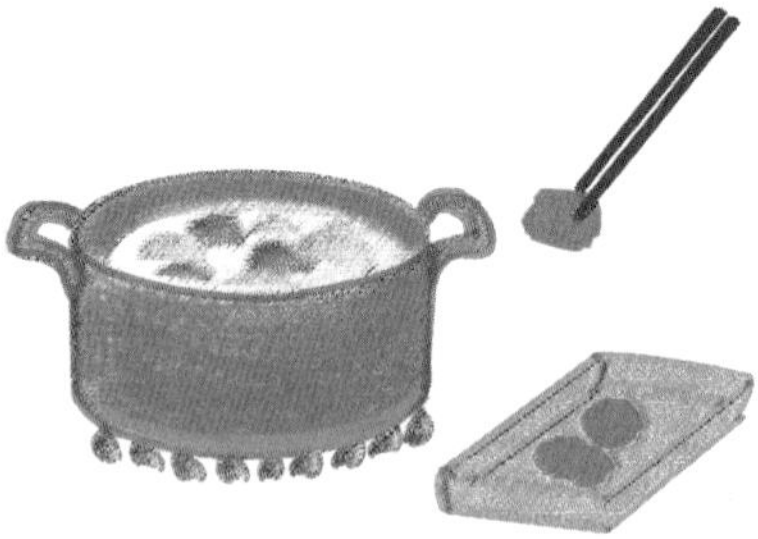

長時間加熱するとかたくなるので、一度取り出して、最後に加える。圧力鍋で煮るのもよい。

ひき肉を使った便利おかず

万能肉味噌

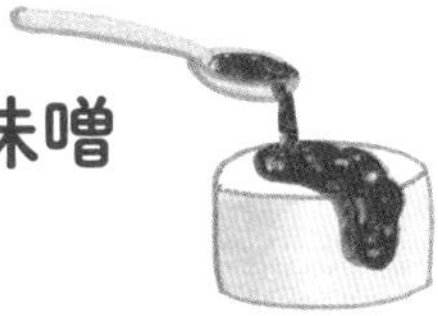

● 材料

合びき肉または豚肉ひき肉…200g
ショウガ…1かけ（チューブ小さじ2）
酒、みりん、味噌…各大さじ2
砂糖、しょうゆ…各小さじ1
油…小さじ2
（香りのよいごま油がおすすめ）

● 作り方

1 ショウガはみじん切りにする。

2 鍋に油を熱してショウガを炒める。香りが出てきたら合びき肉を加えて3分炒める。調味料を加えて1分炒め合わせる。

活用例

- ご飯のおとも
- 麻婆豆腐
- ナスの肉味噌がけ
- そぼろ入り卵焼き
- ジャージャー麺
- おにぎり、チャーハン
- キーマカレー
- ふろふき大根

鶏そぼろ

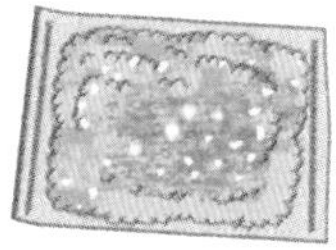

● 材料

鶏ひき肉…200g
砂糖…大さじ2
みりん…大さじ1
酒…大さじ1
しょうゆ…大さじ2

● 作り方

1 鍋に調味料を入れて、鶏ひき肉を加えてよく混ぜておく。
※しっかり混ぜておくとダマになりにくい

2 弱火〜中火にかけて、菜箸3〜4本を使い、ほぐすように炒り煮する。

3 煮汁が鍋底に少し残る程度まで、さらに炒り煮する。

● 冷凍法

保存袋に平らに入れて、使いやすいように切れ目を入れておく。

活用例

- そぼろ丼
- そぼろ入り卵焼き
- 海苔巻きの具材
- 麺類の具材

食べやすくして
とりたい食材

手軽に調理できるものを
活用したい

魚介類

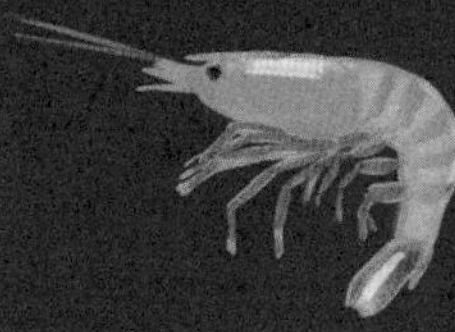

良質のたんぱく質を多く含むため、やわらかくて食べやすい刺身や缶詰を利用して、積極的に食べたい食材です。特に青魚には健康を維持する栄養成分が豊富に含まれています。**加熱するとかたくなったりパサパサするものもあるので、かみにくい、飲み込みにくいという人には注意が必要です。**

骨を取るのが面倒という人は、あらかじめ骨抜きされたものを選びましょう。魚の調理がおっくうに感じる人は、コンビニやスーパーで売られている焼き魚や、煮魚を利用するのもよいでしょう。やわらかく仕上げられていて、塩分控えめのものもあります。

ポイント

- ☑ 健康維持の栄養が豊富
- ☑ 食べやすい種類、部位を
- ☑ 切りかたをくふうする

食べやすい魚介類

身がやわらかいもの

タラ、ブリ、ウナギ、タイ、カレイ、サンマ、イワシなど

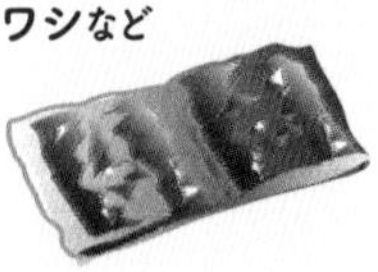

生でも食べられるもの

マグロ、ブリ、ウニ、ホタテ、イクラ、甘エビなど

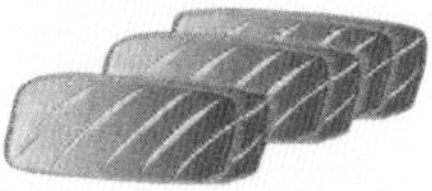

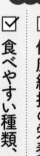

食べやすい部位と切りかた

脂身の多いところ、腹身を食べましょう

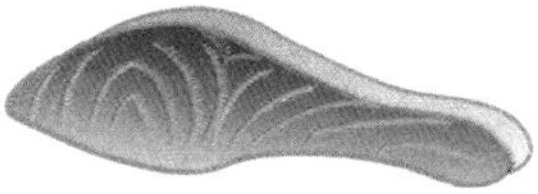

サケ

ブリ

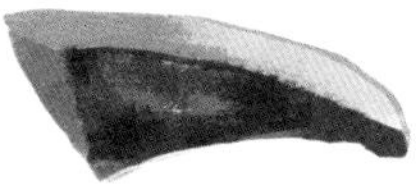

魚は腹側に脂身が多い。皮の白さが脂身の多さの目安になる。

食べやすい大きさに切る

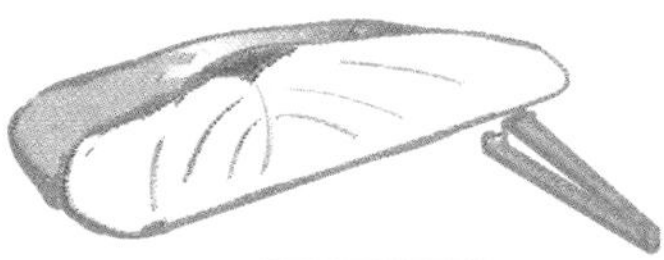

骨抜きピンセット

調理前に一口大に切っておく。骨を取っておくと食べやすい。

刺身の食べやすい切りかた

繊維に対して直角に切るのが基本。

サケ

サクはそぎ切りに。

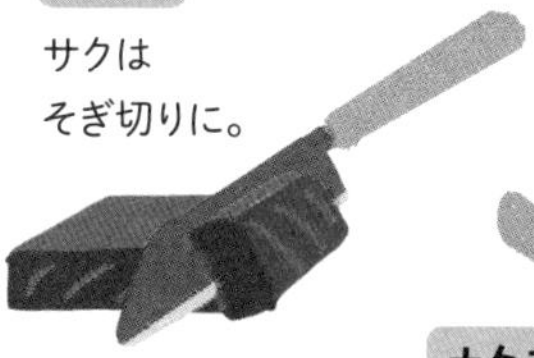

タコ

タコは吸盤の両側に切れ目を。

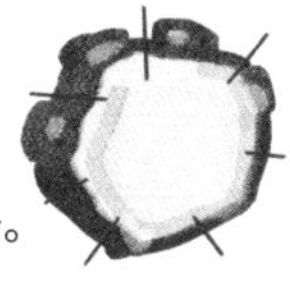

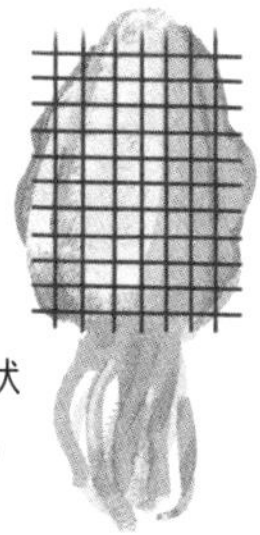

イカ

イカは格子状に切れ目を。

ホタテ

薄く切る。

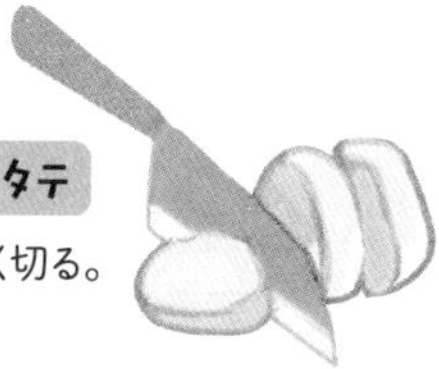

食べにくい魚介類

火を通すとかたくなるのはカツオ、マグロ、サバ、イカ、貝類など。生でかみ切りにくいのはタイ、ヒラメ、イカ、タコなど。

食べやすい調理法

煮魚は煮汁多めに

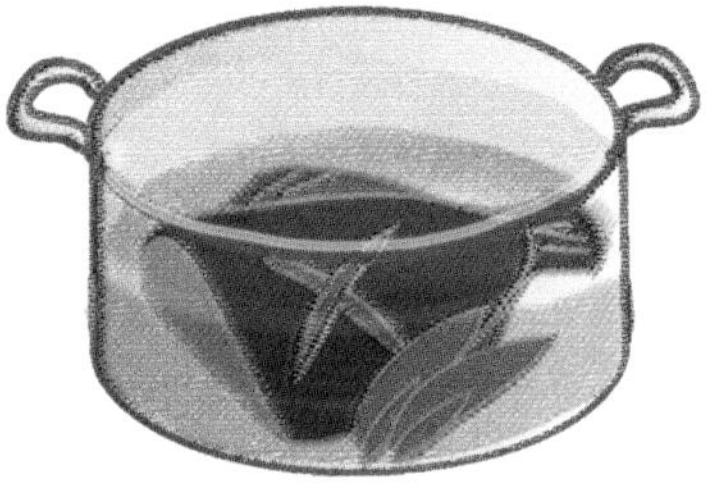

煮汁は塩分を控えて多めにすると、身がやわらかくほぐれやすい。

焼く直前に塩をふる

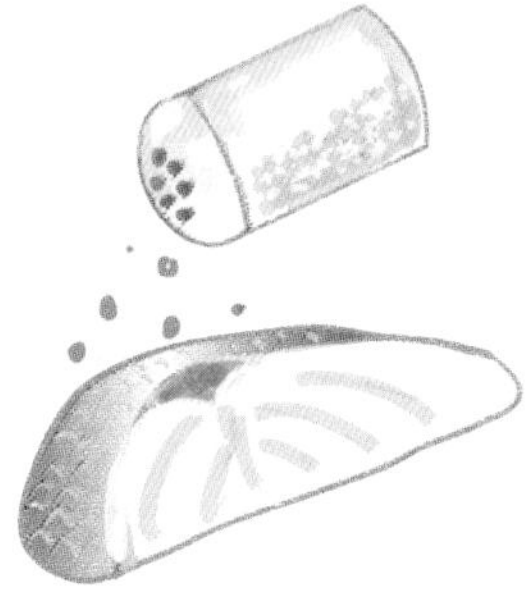

早くから塩をふると水分が抜けてしまうので、焼く直前に塩をふる。

ホイル焼き

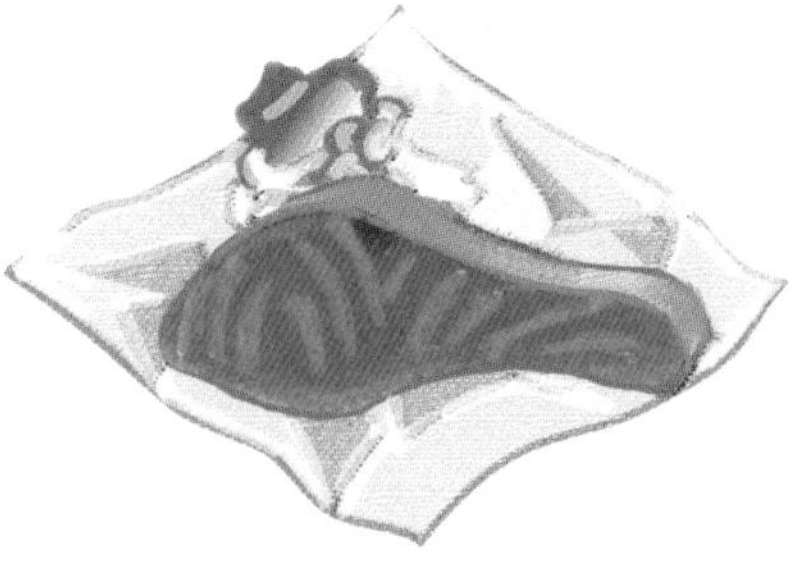

蒸し焼きになり、しっとりやわらかく仕上がる。野菜も入れると栄養ばっちり。

ほぐして和える

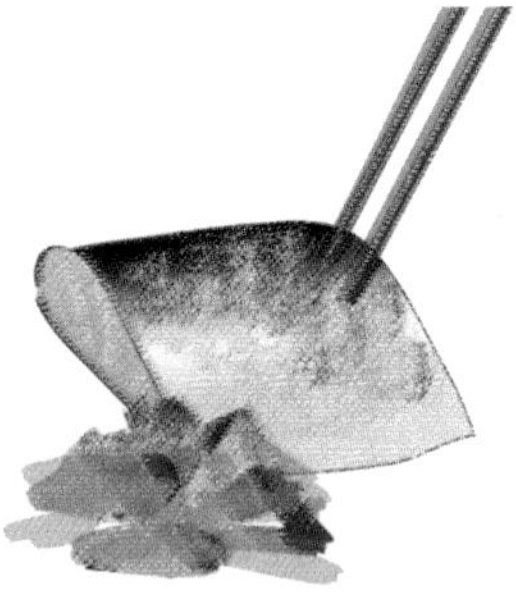

サバなど加熱するとかたくなるものは、煮汁にとろみをつけて混ぜるとよい。

電子レンジで焼き魚・煮魚

煮魚

● 材料（2人分）

カレイ…2切れ（やわらかいカラスカレイ・アブラカレイがおすすめ）
濃口しょうゆ…大さじ1
砂糖…大さじ1
酒…大さじ1
顆粒だし…小さじ 1/2
ショウガ…1かけ
（チューブ小さじ2）

● 作り方

1 ショウガは薄切りにする。

2 深めのお皿に、しょうゆ、砂糖、酒、顆粒だしを入れてよく混ぜる。

3 **2**にカレイとショウガを入れてふんわりラップをかけ、600Wで6分加熱する。

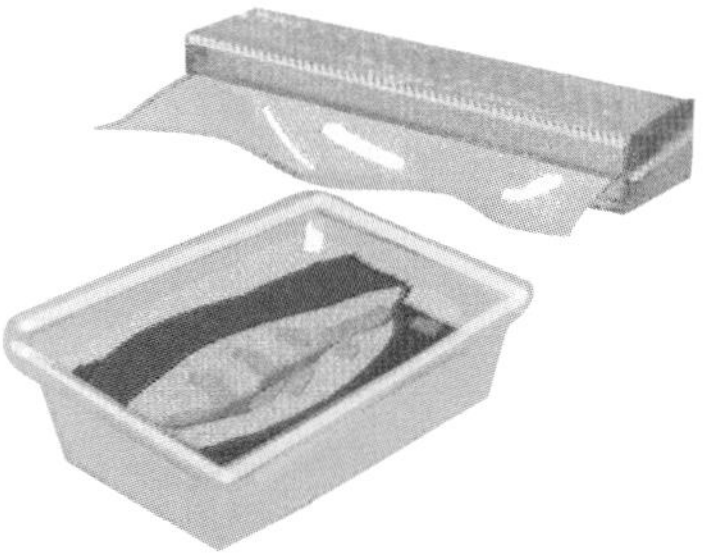

焼き魚

● 材料（2人分）

魚の切り身…2切れ
片栗粉、水…適宜（1:1の割合）

● 作り方

1 水溶き片栗粉を作り、切り身の両面に刷毛《はけ》でぬる。

2 耐熱容器に入れてラップをかけ、600Wで2分30秒加熱する。加熱むらが起きやすいので、1切れずつ加熱する。

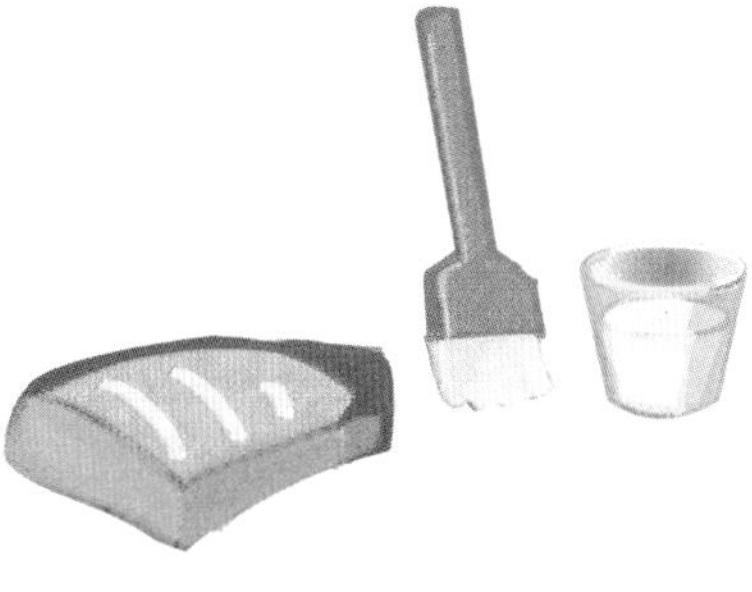

手軽な焼き魚いろいろ

- 電子レンジ魚調理器を使う。
- 魚焼きグリルを使うときはクッキングホイル、クッキングシートを敷いて焼くと掃除がラク。ただしシートが受け皿の外側にはみ出さないように内側に収めておく。

食べやすくして
とりたい食材

栄養たっぷり！
カルシウム補給に！

乳製品

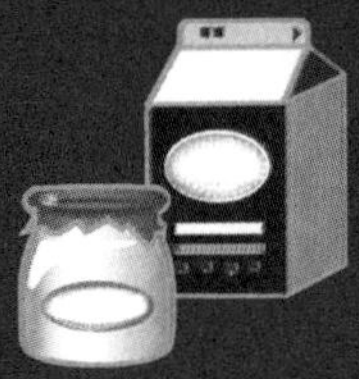

乳製品にはたんぱく質、カルシウムのほか、脂質やビタミンなどが含まれ、栄養価の高い食品です。牛乳は小魚や他の食品と比べても吸収率のよいカルシウムが豊富に含まれています。だからといって、牛乳だけを大量に飲むことはおすすめできません。脂質やコレステロールなどのとり過ぎになることもあるからです。**シニアなら適量は1日200㎖。牛乳以外にも、ヨーグルトやチーズも積極的にとりましょう**。チーズは牛乳の栄養がぎゅっと凝縮されています。料理に使えるほか、間食にも適しています。好みもあるので、食べやすいものを見つけて用意しておくとよいでしょう。

ポイント

- ☑ 毎日とる
- ☑ 牛乳は飲み過ぎ注意
- ☑ 乳製品は好物を

いろいろな牛乳

脂肪が気になる人は低脂肪乳や無脂肪乳を。エネルギー不足な人には「特濃」と呼ばれる高脂肪のものが◎。鉄分やカルシウムが付加された牛乳や、おなかが弱い人向けの乳糖分解牛乳もあります。

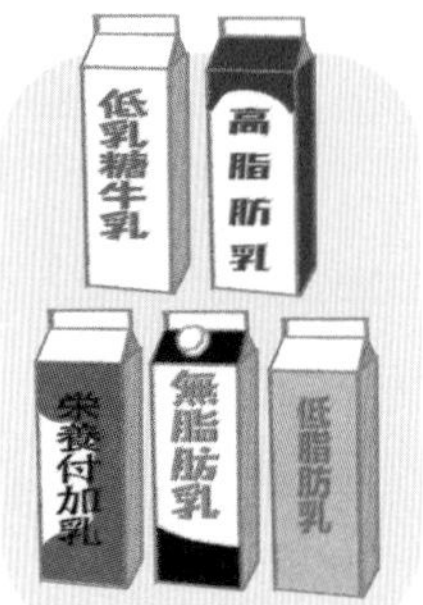
低乳糖牛乳
高脂肪乳
栄養付加乳
無脂肪乳
低脂肪乳

いつもの食事に追加してみて！

チーズをかける

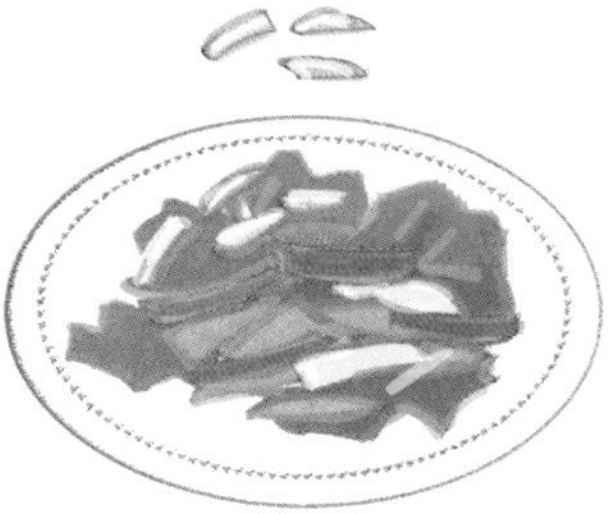

細かく刻んだシュレッドチーズやスライスチーズを常備しておき、パンや市販のおかずなどにさっとかけると手軽に栄養が補えます。

ギリシャヨーグルトがおすすめ

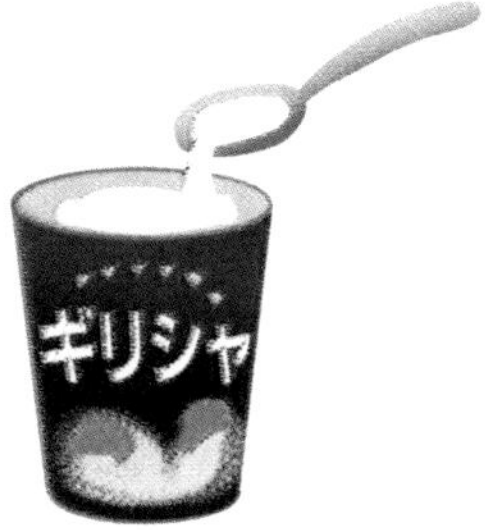

一般のヨーグルトに比べて高たんぱくです。そのまま食べるほか、ドレッシングに使ったり、ホットケーキの生地に混ぜたりしても使えます。

食べやすく手軽な

かんたん茶わん蒸し

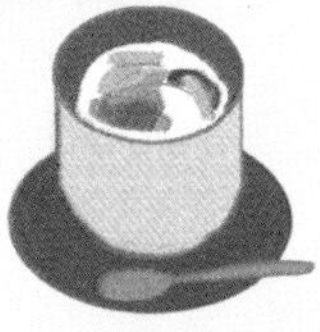

● 材料（2個分）

卵…1個
牛乳…150ml
鶏肉（細切れ）…50g
椎茸…1枚
冷凍ほうれん草…20g
めんつゆ…小さじ2

● 作り方

1 椎茸は、いちょう切りにする。

2 卵は割りほぐし、牛乳を加え、めんつゆで味を調えてザルでこす。

3 器に鶏肉、椎茸、ほうれん草を入れて、調味した**2**の卵液を注ぐ。

4 鍋の底に布巾を敷き、水を入れ沸騰させ、アルミホイルでふたをした容器をやけどしないように静かに入れて、中火で約10分蒸す。竹串を刺して澄んだ液が出てきたら蒸し上がり。

畑のお肉には
たんぱく質が豊富！

大豆製品、練り物

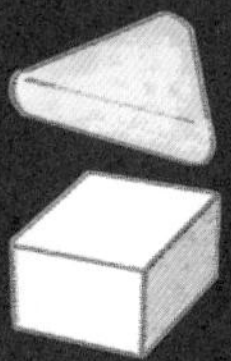

たんぱく質は主に肉や魚からとりますが、**手軽に食べやすい大豆製品や練り物、卵からもとることができます**。豆腐、納豆、油揚げ、厚揚げは副菜として単体でも取り入れやすく、刻んだりしてすでにできているおかずに和えたり、かけたりするにも便利です。練り物も同様に、そのまま食べるほかにも、おかずに簡単に足すことができます。練り物というと、塩分が多いのではないかと思う人も多いのですが、最近では、塩分が控えめになってきています。練り物そのものに味がついているので、おかずに入れるときは味つけも控えめにするとよいでしょう。

ポイント

- ☑ たんぱく質が手軽にとれる
- ☑ 生でも食べられる
- ☑ 副菜に使いやすい

意外に少ない！ 練り物の塩分

商品	1本(枚)あたりの目安量	塩分量(g) 100gあたりの食塩相当量
なると	120	2.0
だて巻	140	0.9
かまぼこ	120	2.5
カニ風味かまぼこ	10	2.2
竹輪	65	2.5
はんぺん	50	1.5

出典：「食品成分データベース」より編集部が作成

たんぱく質アップの使える食材

はんぺん

魚のすり身に山芋などを混ぜたもの。
ヘルシーなたんぱく食品です。

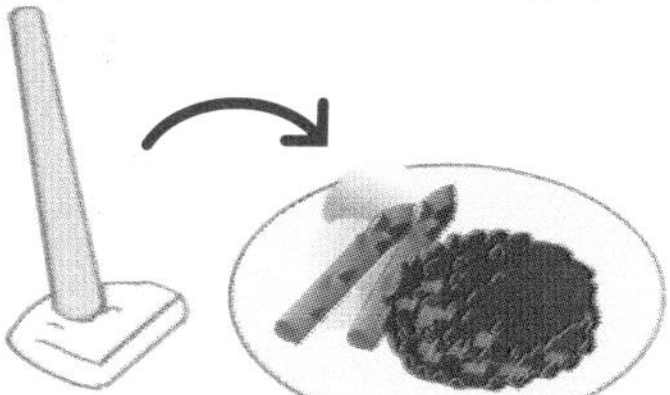

つぶして使う

めん棒やスプーンの背などでつぶし、
ハンバーグの種に混ぜ込む。

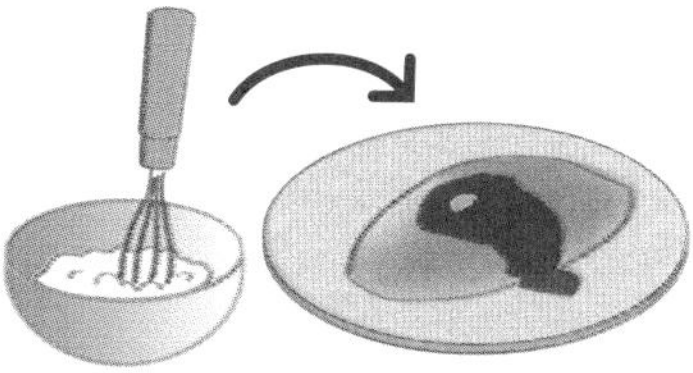

撹拌して使う

溶き卵と一緒に泡立て器で混ぜ、
卵焼きやオムレツに。

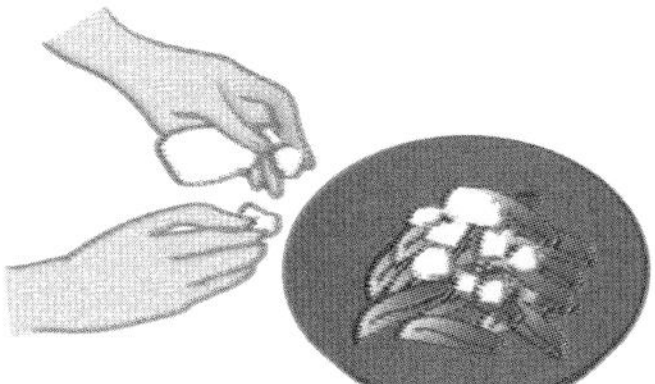

ちぎって使う

手でちぎって和え物に入れる。

大豆水煮缶

大豆を水煮したもので
そのままでも食べられます。

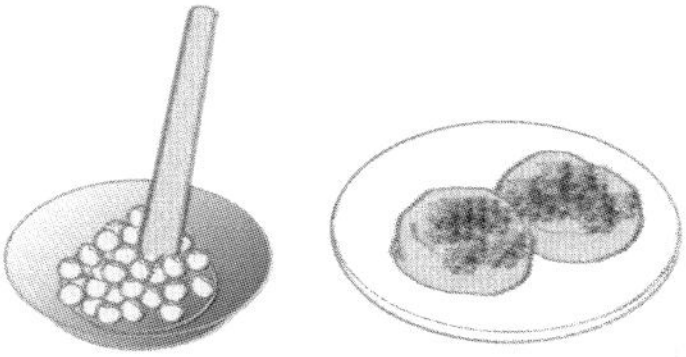

つぶしておやきに

めん棒などでつぶしてつなぎに溶けるチーズなどを混ぜて丸めて焼く。

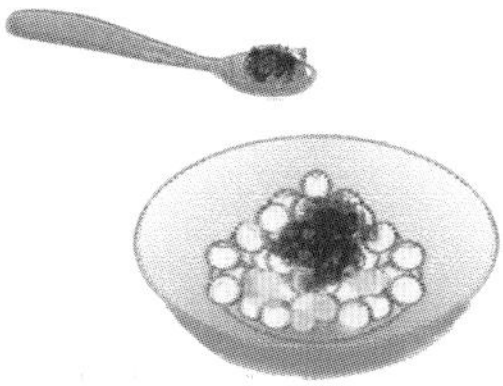

肉味噌で和える

大豆に肉味噌をかけて混ぜ合わせる。これで高たんぱくおかずが1品でき上がり！

食べやすくしてとりたい食材

ご飯・パン・麺類（主食）

脳にも体にも大切！

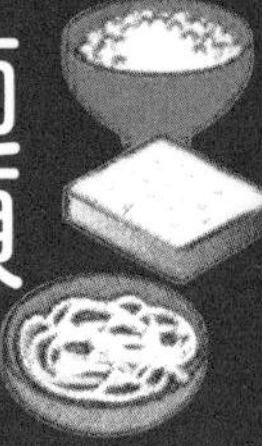

主食としてはご飯、パン、麺類が挙げられます。糖質制限ブームで、とらないようにしている人もいるかもしれませんが、まったくとらないのは禁物。**脳にも体にも必要なエネルギー源なので、おかずとともに毎食きちんと食べましょう**。主食はご自分の食状況に応じて形状を調節するのにとてもよい食材です。ご飯は、水の量を調整すれば、やわらかごはんやおかゆにもなります。パンは、パンがゆやフレンチトーストでやわらかく。うどんもゆで時間を調整し、食べやすい長さにカットしましょう。たんぱく質食材や野菜なども手軽に足せるのが主食、と覚えておいてくださいね。

ポイント

- ☑ 元気が出る
- ☑ 丼やチャーハンにも
- ☑ 糖尿病の人は量に注意

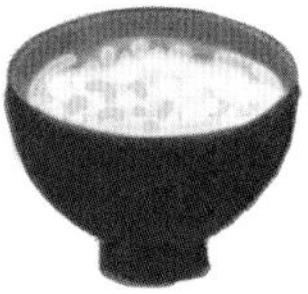

やわらかご飯　早見表

軟飯	全がゆ	五分がゆ
水：米	水：米	水：米
1:2〜3	1:4〜5	1:10〜12

食べる力が落ちてきたら これでエネルギーアップ！

おかゆとご飯の栄養量

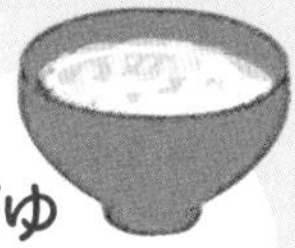

全がゆ

エネルギー :107kcal
たんぱく質 :1.7g

＜

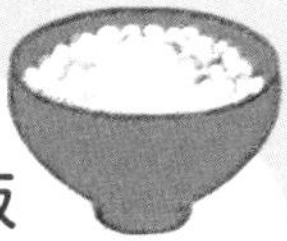

ご飯

エネルギー :252kcal
たんぱく質 :3.8g

＼差／
エネルギー
145kcal
たんぱく質
2.1g

※全がゆ、ご飯とも 100g

食べやすい全がゆにするとエネルギー量、たんぱく質とも半減。おかゆに食材をプラスしてその差を補いましょう。

おかゆにプラスで栄養価もアップ

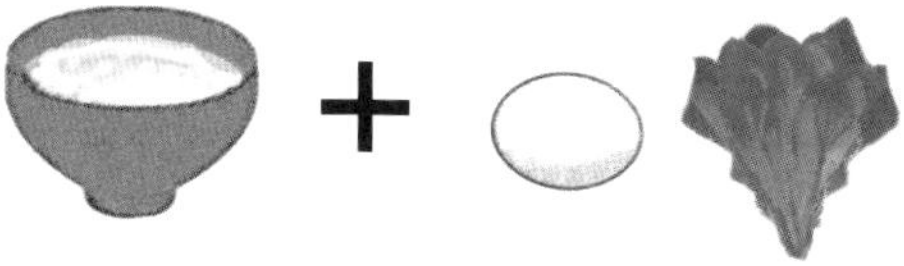

卵がゆ

卵を1個加えると
エネルギー80kcal と
たんぱく質6gがアップ

トーストにもこんな工夫を

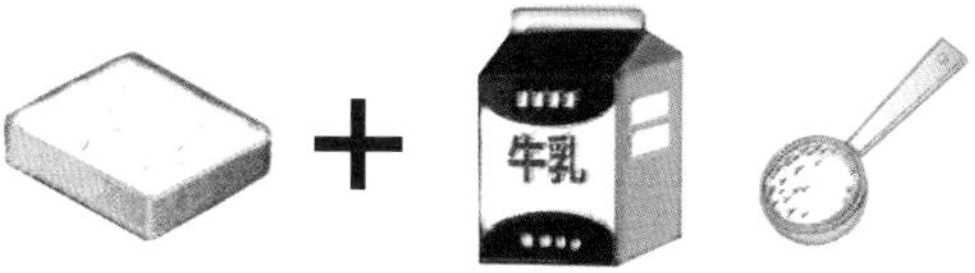

パンがゆ

牛乳を200ml加えると
エネルギー122kcal と
たんぱく質6.6gがアップ

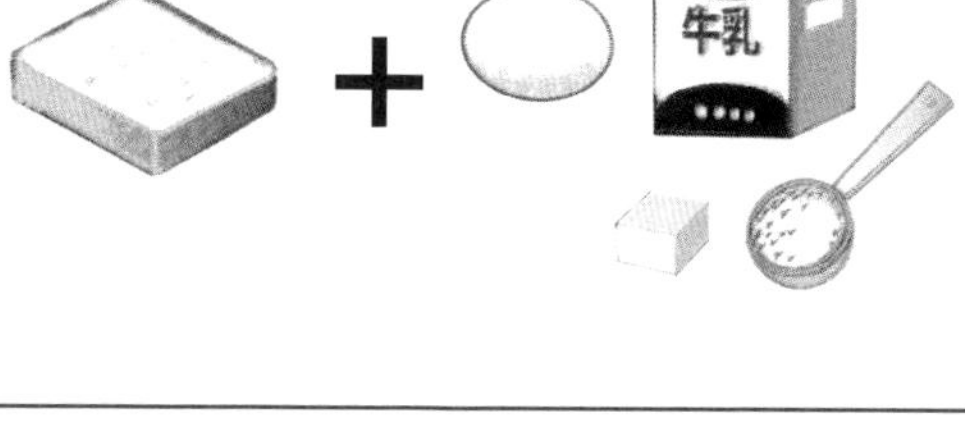

フレンチトースト

牛乳を100ml、卵1個、
砂糖、バターを加えると
エネルギー220kcal と
たんぱく質8gがアップ

食べやすくしてとりたい食材

野菜、果物

旬のものは栄養がたっぷり!

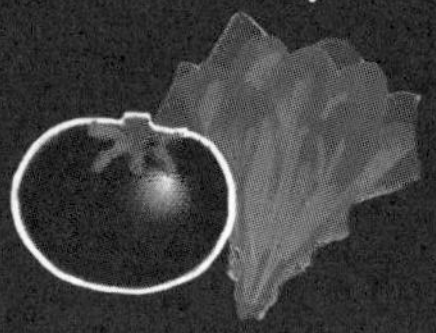

毎日の食事に欠かせないのが野菜です。**野菜の中でも栄養価が高いのは、一般に緑黄色野菜です。**ほうれん草やトマト、ピーマンなどです。これらを中心にキャベツ、大根、玉ネギといった淡色野菜を加え、さらにはキノコ類でうまみや食感もプラスするというのが、野菜のおかず作りの基本です。**旬の野菜は栄養が豊富なので、積極的に取り入れていきましょう**。シニア世代には「たんぱく質ファースト」が基本ですが、肉や魚だけではなかなか食べられません。そこに野菜が加わると、おいしく、見た目にも彩りよく楽しみながら食べることができます。

ポイント

- ☑ 食べやすく切る
- ☑ かたい部分は取り除く
- ☑ 下ゆでも有効

かみにくい飲み込みにくい野菜・果物

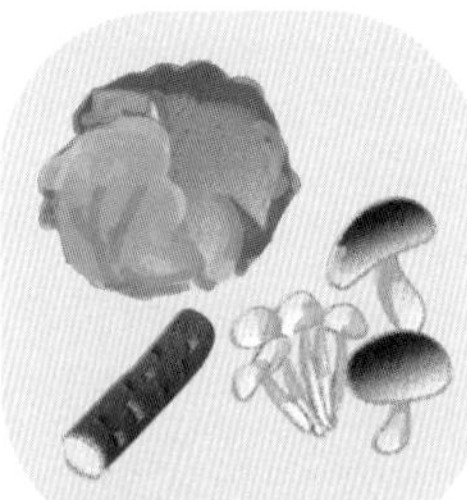

繊維質の多い、キノコ、レタス、キャベツ、長ネギ、ゴボウ、タケノコ、レンコン、フキなどのほか、キュウリの薄切り、葉物野菜の茎も注意が必要です。短く切りましょう。

食べやすい切りかた①

繊維を断ち切る

①直角に切る

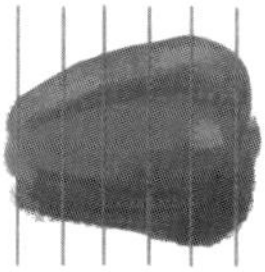
ピーマン

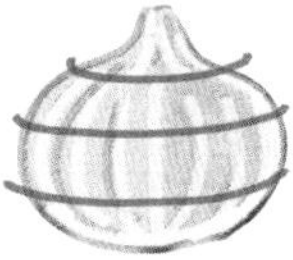
玉ネギ

②斜めに切る

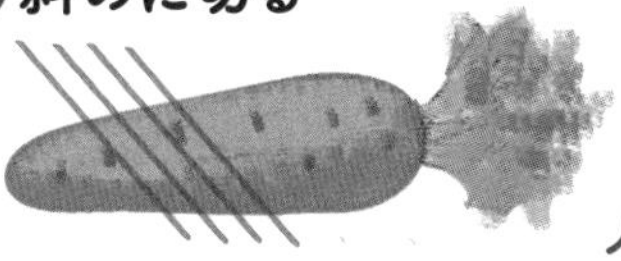
人参

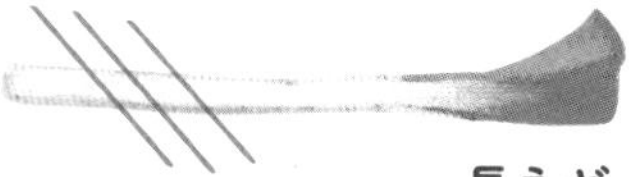
長ネギ

このほか小松菜、サツマイモ、タケノコ、ゴボウ、レンコン、モヤシ、レタス、白菜なども繊維を断つことを意識して切りましょう。

皮や軸を取り除く

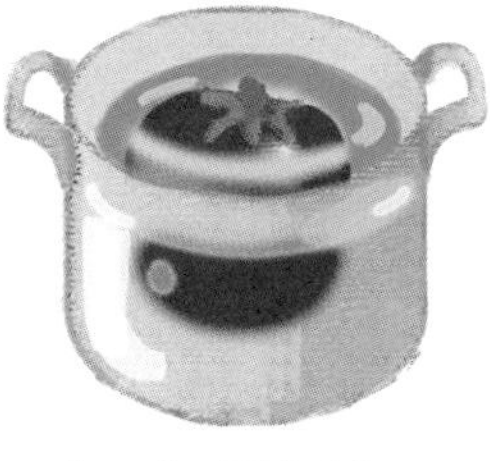
トマト（湯むき）

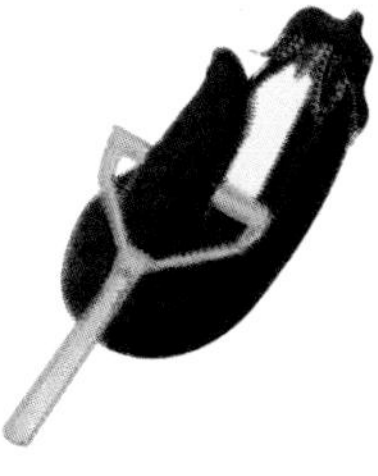
ナス
（皮をピーラーでむく）

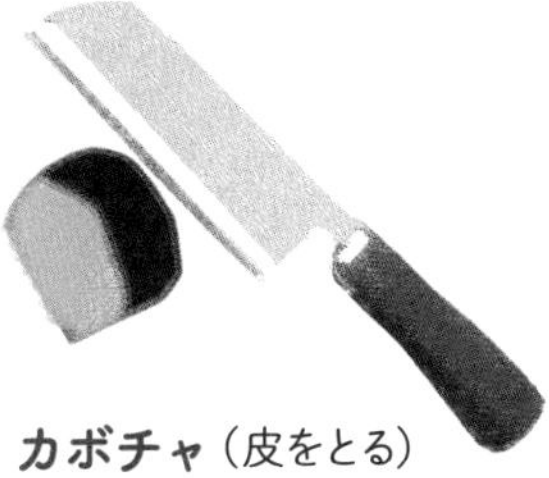
カボチャ（皮をとる）

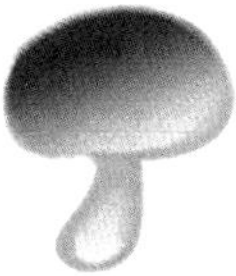
キノコ（軸をとる）

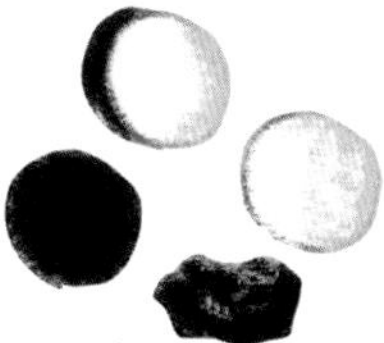
ブドウ（皮をむく）

食べやすい切りかた❷

切れ目を入れておく

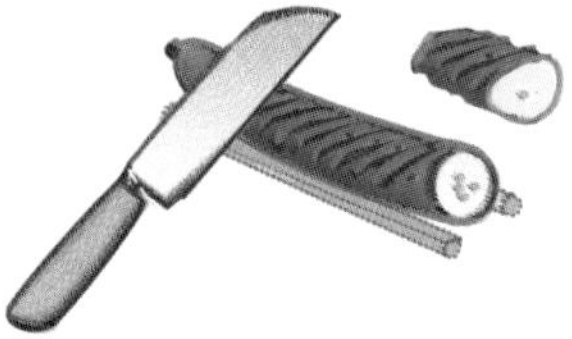

根菜類やキュウリなどは、先にたたいておいたり、切れ目を入れたりしておくと食べやすくなる。

加熱してから切る

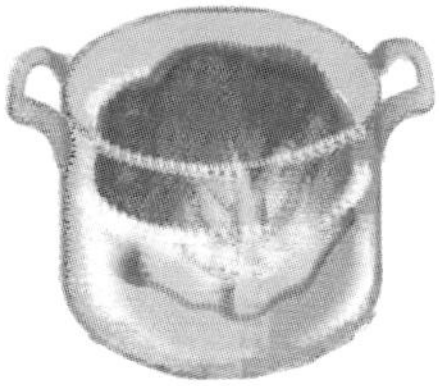

キャベツなどは先に加熱しておくと、そのまま切っても中に具材を巻いても、食べやすさがアップする。

食べやすい大きさ

野菜	普通に 食べられる人	やめらかめが いい人	かみにくい、 飲み込みにくい人
人参・大根 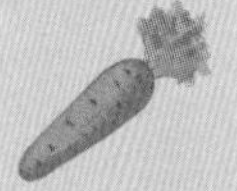		繊維に直角に切る。 厚さ5～8㎜の一口大に切り、指ではさんでつぶれるくらいまで火を通す。	繊維に直角に一口大に切る。 よく火を通してつぶす。とろみ剤などでまとめて飲み込みやすくする。
ほうれん草・小松菜など 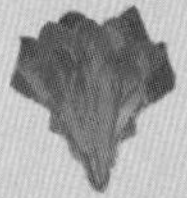	料理に合わせた切りかたをする。	葉と茎に分け、葉は3～4cm、茎は2～3cmに切る。茎からゆでで、ほとんどやわらかくなったら葉を加えてゆでる。	「やわらかめ」と同様に切り、ゆでる。さらに、包丁で細かく切る。 練りごまやマヨネーズなど粘性のあるもので和えると塊になり食べやすい。
カボチャ・芋類 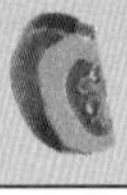		一口大に切り、舌と上あごで押しつぶして食べられるぐらいやわらかくなるまで火を通す。	カボチャは皮をむいて調理する。 メニューに応じて、和風ならだしで、洋風ならスープか牛乳でのばす。

食べやすくする調理法

やわらかくなるまで煮る

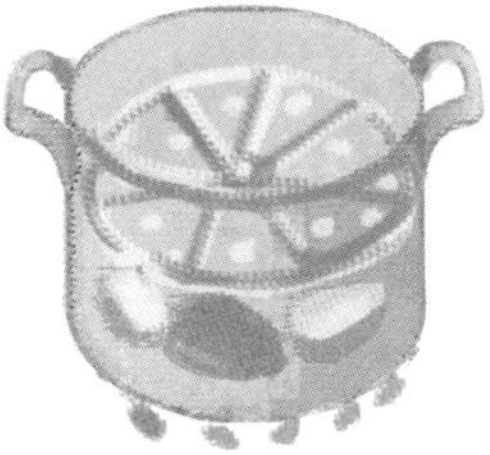

煮込むときは落としぶたをすると中までしっかりやわらかくできます。下ゆで野菜（p.118 参照）も便利です。

下ゆで後に調理する

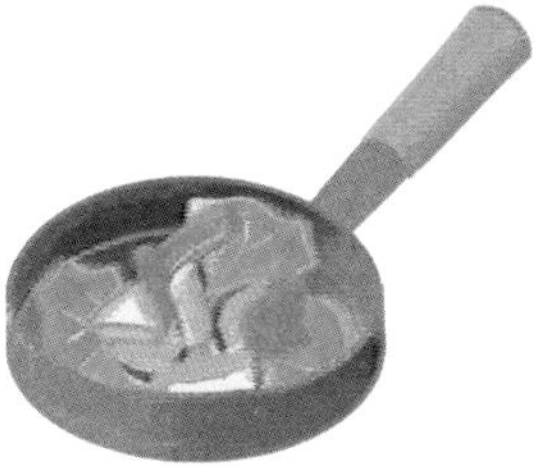

炒め物などでも、先に下ゆでをしておくとやわらかくなり、短い時間でおいしく仕上がります。調理前に電子レンジで加熱しておくのもおすすめ。

葉物は茎を長めにゆでる

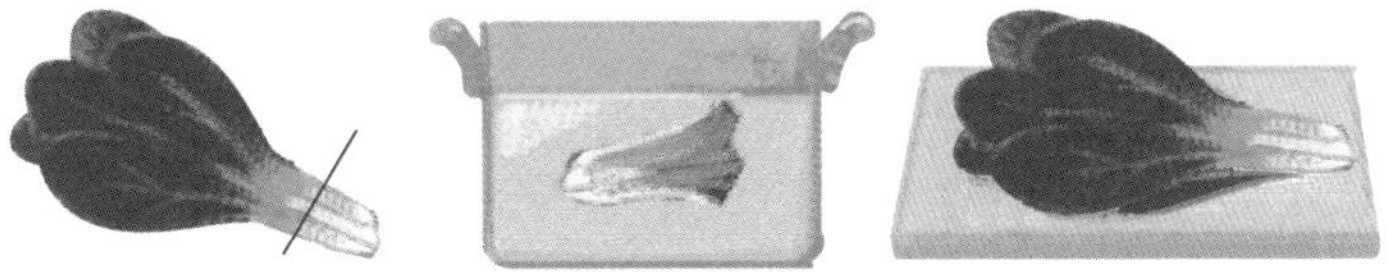

葉と茎を一度にゆでると、葉がしんなりし過ぎるのに対して、茎がかたいままに。茎と葉を分け、先に茎からゆでましょう。色の濃い葉物は、ゆでたあと、必ず水にさらし、水を切っておきます。

豆類はやわらかくゆでて軽くつぶす

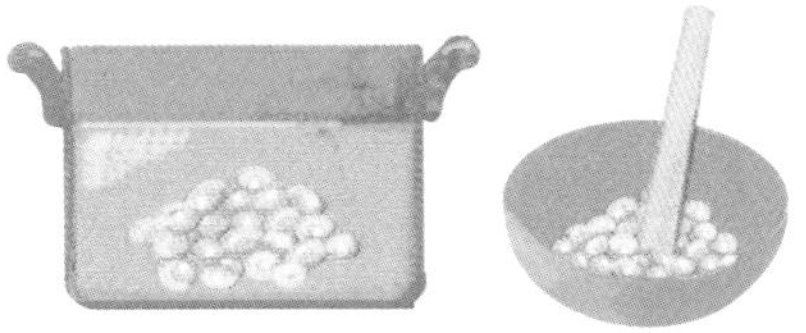

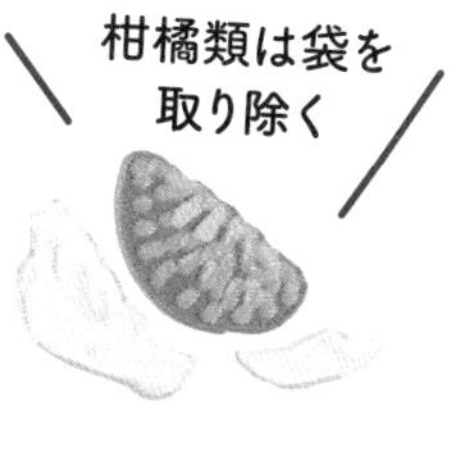

かたい豆はかみにくく、むせやすいので、やわらかめにゆでて、薄皮があるものはむいて軽くつぶすとよいでしょう。惣菜の煮豆も水分を加えてひと煮たちするとやわらかく食べやすくなります。むせやすいときは薄皮を取り除くようにしましょう。

上手に使い分けたい

調味料

体の状態に合わせて選びたい

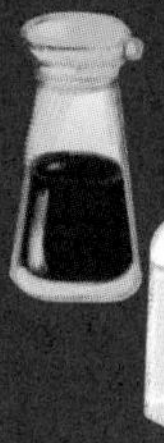

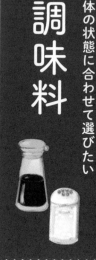

調味料を使うときは、**まずは自分または家族の体の状態を把握しておくことが大切です**。持病がある人はもちろんのことですが、そうでない場合も、本当に減塩が必要なのか、エネルギーを多くとったほうがよいのか、抑えめにしたほうがよいのか、それによって使いかたは大きく変わるからです。ひとつひとつの食材の持つ栄養やエネルギー、塩分、糖分もありますが、味つけのときに使う調味料で大きく左右されます。健康が気になったら、作り慣れたおかずでも、**調味料を使うときは目分量でなく計量することで、実際にどの程度調味料を使用しているかを把握できます**。

ポイント

- ☑ 体調に合ったものを
- ☑ 計量する
- ☑ 具材でかさまし

「食べてみて」が鉄則

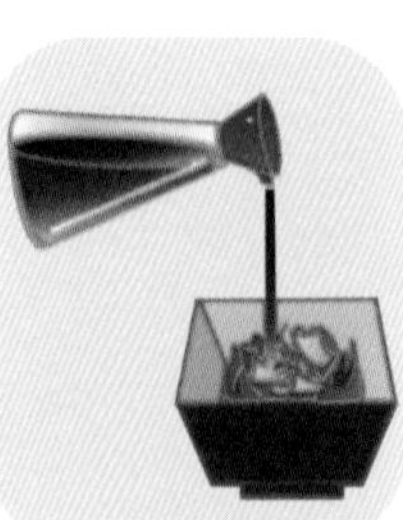

多くの人が気にする塩分。調理時には薄めに味つけをし、食べてみて足りないようなら追加する習慣を。他のおかずとのバランスをみて足しましょう。

使いかたに注意！

減塩調味料

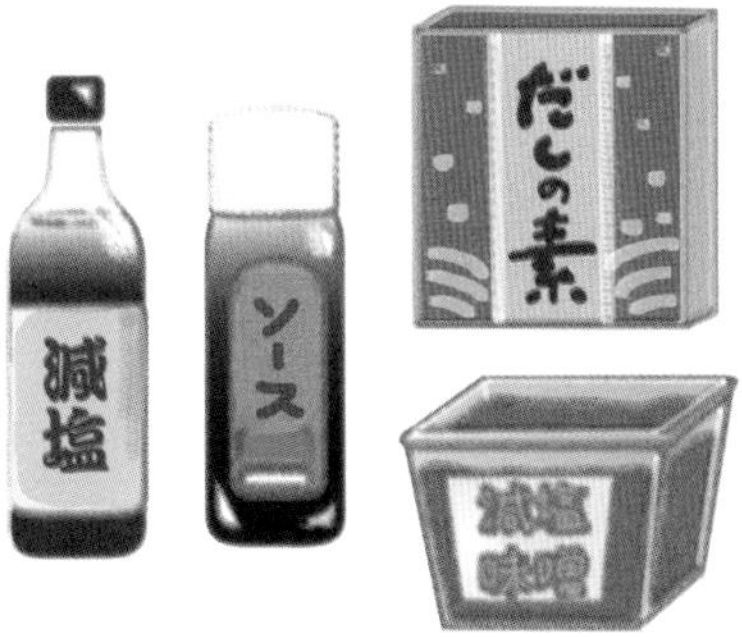

使用量はそのままで減塩ができる「減塩しお」を使う人も多いでしょう。これは塩味はそのままに食塩の成分であるナトリウムをカリウムに置き換えているものです。どちらも細胞の機能を支える大切な成分ですが、使い過ぎは禁物。特に腎臓疾患がある人はカリウムのとり過ぎに注意が必要です。他の減塩調味料は、うまみを加えるなどして使用塩分の量を抑えています。上手に使い分けましょう。

カロリーカット調味料

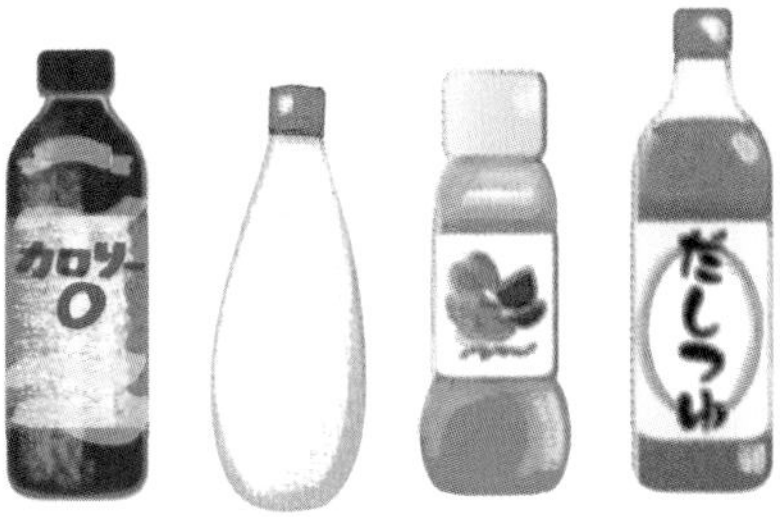

糖分のとり過ぎ対策として人工甘味料が使われてきましたが、2023年7月に人工甘味料の「アスパルテーム」について「発がん性の可能性がある」と発表されました。現在、日本で使用されている人工甘味料は厚生労働省が認可していますが、これだけに頼るのは避けて、砂糖とうまく使い分けするとよいかもしれません。

調味料を活かした食材別メニュー

大根

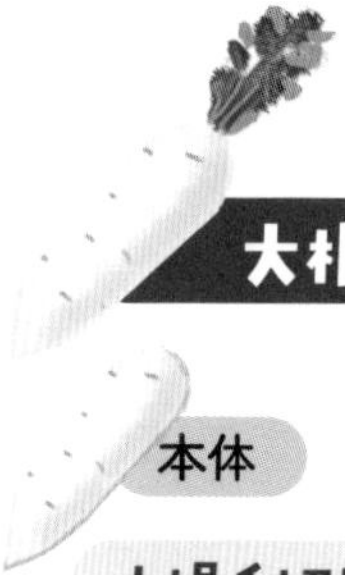

本体

大根千切りサラダ（生）

おかかと和えたら和風サラダ、
マヨネーズで和えたら洋風に

酢漬け

酢に半日漬けておく

ナムル

人参、きゅうりの千切りと和えて
ごま油、塩で味をつける

煮物

肉・魚と炊く
（ぶり大根、さけ大根、
おでん、牛すじ煮込み、
手羽元と大根煮、
鶏肉そぼろあんかけなど）

炒め物

豚バラと一緒に炒める

汁物

ごった煮
どんな食材とも相性がよい

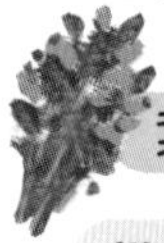

葉

常備菜

じゃこと炒める

菜飯

ゆでてご飯に混ぜる

ふりかけ

みりん、しょうゆ、砂糖、か
つお節を入れて汁気がなく
なるまで炒める

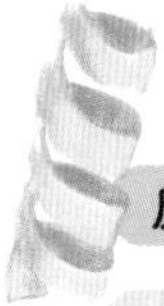

皮

きんぴら

ごま油で炒めてごまをふる

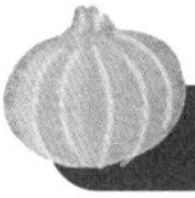

玉ネギ

玉ネギ丸ごとおかかのせ

新玉ネギがおすすめ。皮をむき、根の部分は残して4分割にし、耐熱皿に入れて、電子レンジ600Wで3〜4分加熱する。ポン酢をかけ、かつお節をのせる。

- 新玉ネギでないときは、くし形（あるいは、太めのせん切り）に切る
- 電子レンジでの加熱具合は、玉ネギがやわらかくなるまでが目安。
- 冷やして食べてもおいしい

玉ネギのチーズ焼き

皮をむき、くし形（あるいは、太めの千切り）に切り、耐熱皿に入れ、上に溶けるチーズをのせ、オーブントースターでチーズが溶けるまで加熱する。好みでコショウをふって食べる。

玉ネギの焼きびたし

皮をむいて輪切りにし、薄く油をひいたフライパンで両面に焦げ目がつくくらいまで焼く。めんつゆにしばらくつけ置き、食べるときにかつお節をのせる。

玉ネギステーキ

皮をむいて輪切りにし、薄く油をひいたフライパンで両面に焦げ目がつくくらいまで焼き、市販の焼き肉のたれを加え、両面にからめる。

- たれは、ショウガ焼き用、山賊焼き用などいろいろなものがあるので、好みのものを使うとよい
- しょうゆだけを両面にからめて、すりおろしたショウガ（チューブ入りも可）をのせて食べてもよい

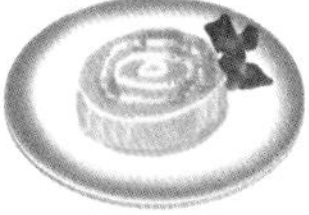

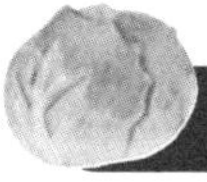

キャベツ

煮込み料理

・ロールキャベツ
・キャベツスープ（卵を加える）
・煮びたし（油揚げを入れる）

野菜炒め

豚肉と大きめに切ったキャベツを炒めて味をつける（焼肉のたれ、味噌、ソースなど）

キャベツたっぷりのお好み焼き

さば缶キャベツ

さば缶とキャベツにめんつゆをかけて蒸す

中華風サラダ

ツナ、ごま油、鶏ガラスープの素を加える

おひたし

レンジで加熱し、かつお節をかける

生で

キャベツ塩昆布和え、コールスローサラダ、千切りキャベツ（人参千切りと和えると彩りがよい）

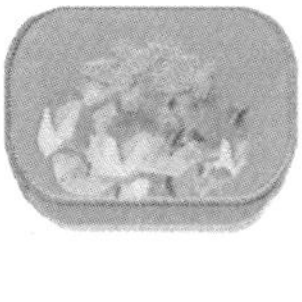

作り置き

冷蔵・冷凍をうまく利用して!

毎日の食事の準備をラクにする手段のひとつが「作り置き」です。1食で食べる量も減ってきて、毎食少量ずつおかずを用意するのは大変です。1人分ならなおさらです。また、親のために食事作りをしている人もいるでしょう。一度に作って保存がきく「作り置き」は、使いたいときに必要な分だけ使えてとても便利です。**シニア世代の作り置きに大切なことは、できるだけ少量ずつ保存をすることと、やわらかく食べやすい状態で保存をすることです**。作り置きをする際は、**中身が何か、いつ作ったか、いつまで食べられるかをできるだけわかりやすく表示**しておきましょう。

ポイント

- ☑ 食べやすい状態で保存する
- ☑ なるべく小分けにする
- ☑ 調理した日付を記す

食べやすく保存を

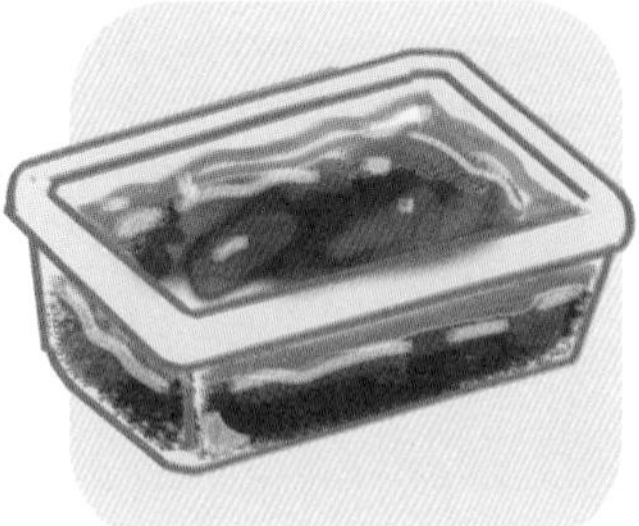

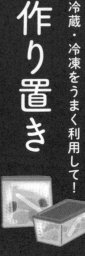

煮物などはそのまま保存容器に入れると乾燥しやすいため、ラップを落としてかけ、その上からふたをしましょう。

長持ち保存のコツ

保存のコツ

食事量に合わせて少量ずつ保存するのには、小さめの保存袋を利用するとよいでしょう。温めたり解凍したりするときにもそのまま使えます。

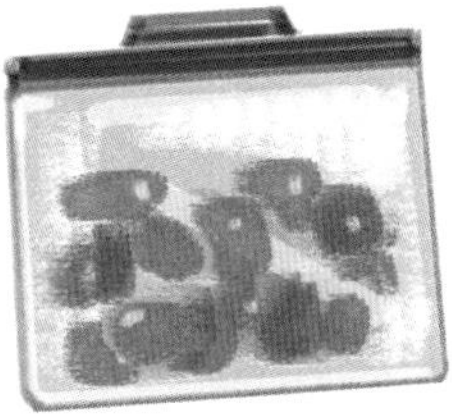

冷凍・解凍のコツ

アルミ製の冷凍トレイの上に置けば、平らな状態で急速に冷凍できます。電子レンジで高いワット数で急速に解凍すると、加熱し過ぎてかたくなってしまいます。食べる日の朝に冷蔵室へ移せば、ラクにおいしく解凍できます。

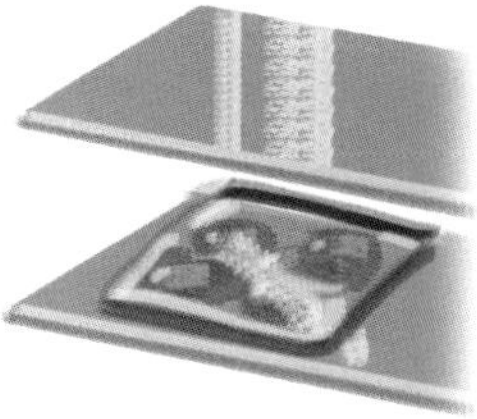

味噌玉を作ろう

小さじ２杯のだし入り味噌と乾燥ワカメやかつお節、乾燥桜えびなどをラップに包み、輪ゴムで口を閉じて味噌玉に。味噌から出る水分を乾燥物が吸収し、冷蔵庫で約１カ月間、保存できます。ここに長ネギを刻んだものや残り物のおかずの野菜を入れたりして、お湯を注げば味噌汁の完成！

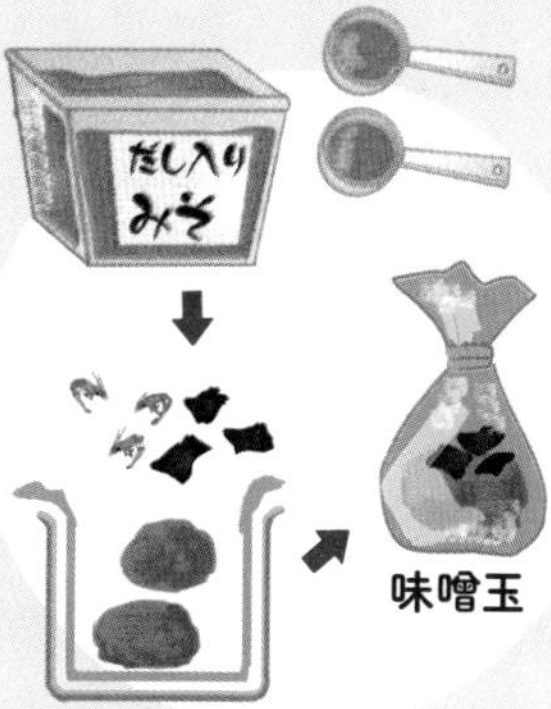

手軽に栄養がとれる食品

缶詰

栄養豊富で新鮮な食材がいつでも食べられる

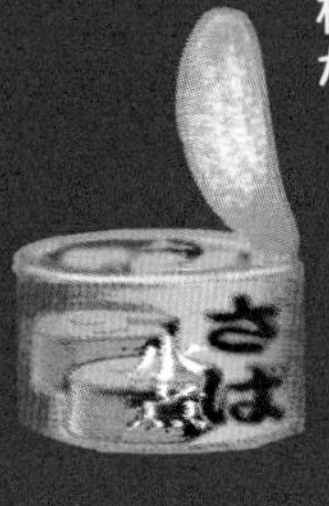

さば、さけ、ツナなどの魚の缶詰から野菜素材の水煮、フルーツ缶など古くからなじみのあるものも多いですね。**最近はいろいろな種類の缶詰が登場していて、実は栄養たっぷりな食品です。普段の食事にどんどん取り入れてください**。特に魚の缶詰は骨もやわらかくてそのまま食べられて、カルシウムを多くとりやすい食品のひとつです。調味料をかけてそのまま食べてもよいですし、おかずにさっと加えればたんぱく質を簡単にアップできます。**魚の缶詰は汁やオイルにも栄養があるので、汁ごと使えば食べやすくなり、うまみもたっぷりです**。

ポイント

- すぐ食べられる
- 骨まで食べられる
- 長期保存できる

缶を開けにくいときは

缶詰のプルトップが開けにくいときはオープナーを使うとよいでしょう。最近はパウチ入りのものもあり、開けやすくゴミも少ないのでおすすめです。

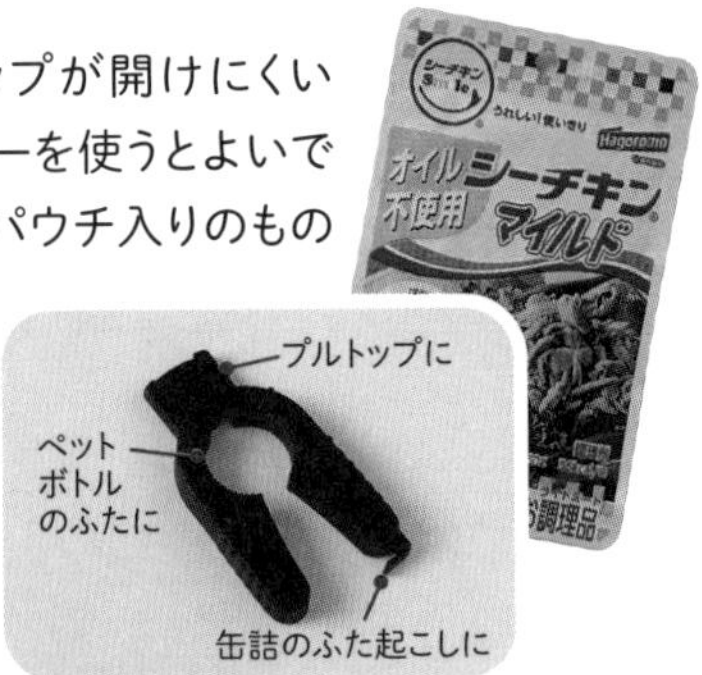

使いやすくて常備したい缶詰

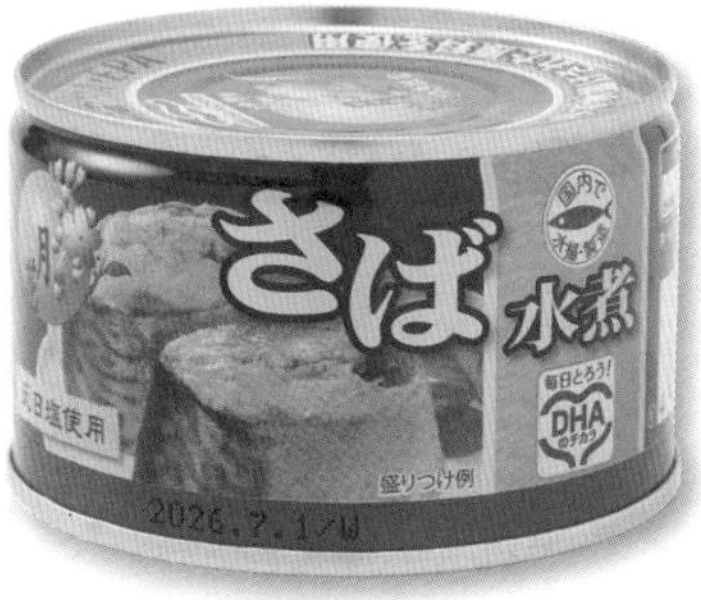

さば缶

水煮缶、味噌缶がある。青魚の王様で、体によいDHAやEPAも豊富にとれます。

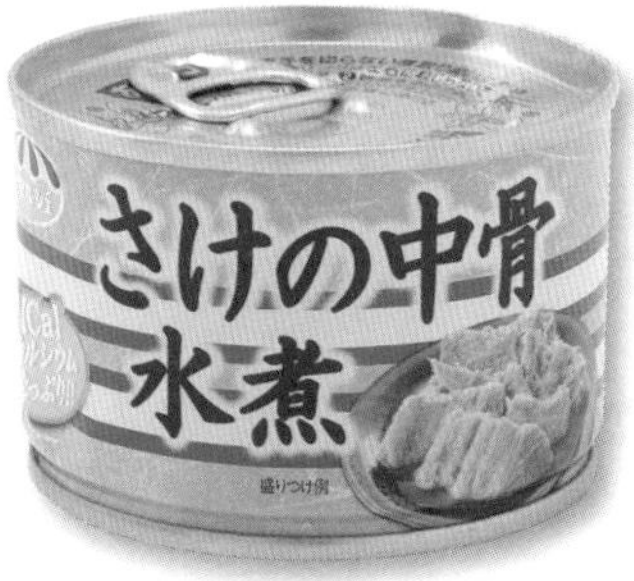

さけ缶

中骨が多く、カルシウムたっぷり。チャーハンやサラダ、炊き込みご飯などにも使えます。

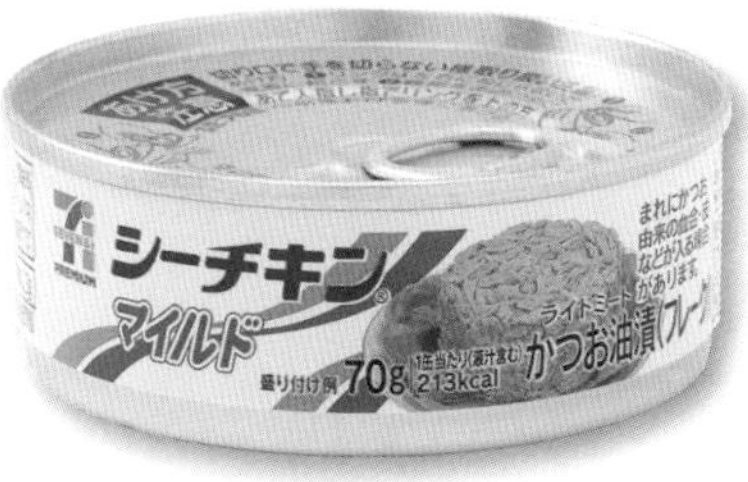

ツナ缶

サラダの具材として使うほか、野菜や卵と炒めても。炊き込みご飯や味噌汁に入れるのもおすすめ。

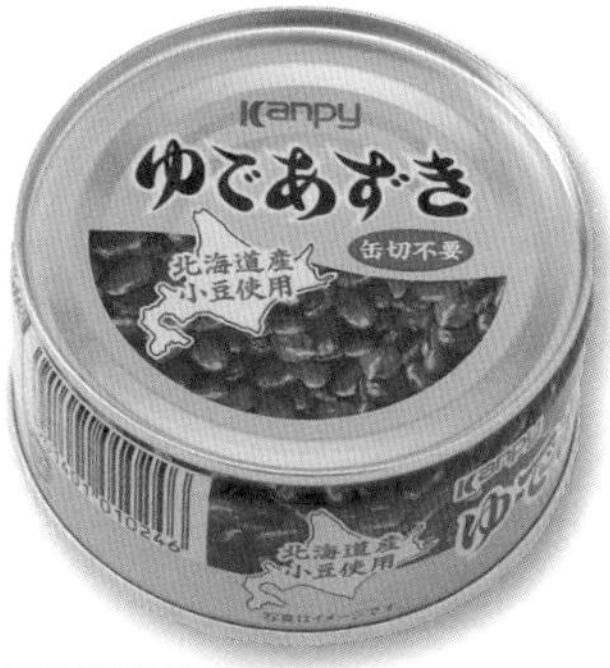

あずき缶

甘いものが欲しいときにそのままでも食べられます。たんぱく質や食物繊維が豊富な優秀食材。

1人分なら作るより手軽で安い
スーパーの惣菜

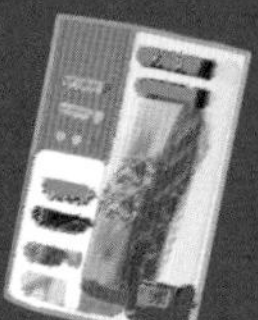

惣菜売り場にはたくさんのおかずや主食が並んでいます。どうしても惣菜＝手抜きというイメージがありますが、もうそのイメージは捨てましょう。歳をとると調理にも体力がいりますが、必要な栄養は補わなくてはいけません。食材を買って**手をかけてやっと1品作って限られた栄養をとることよりも、手をかけずに多くの栄養をとることのほうが優先されます**。全世代的に健康志向の現在は、ヘルシーなおかずも増えています。味つけが濃いと感じるものは、1人分を2回に分けて食べれば塩分は半分になり、味のついていない具材を足せば減塩にもなります。

ポイント

- ☑ 手軽に食べられる
- ☑ やわらかく食べやすい
- ☑ ある程度保存できる

具入り調味料の活用も

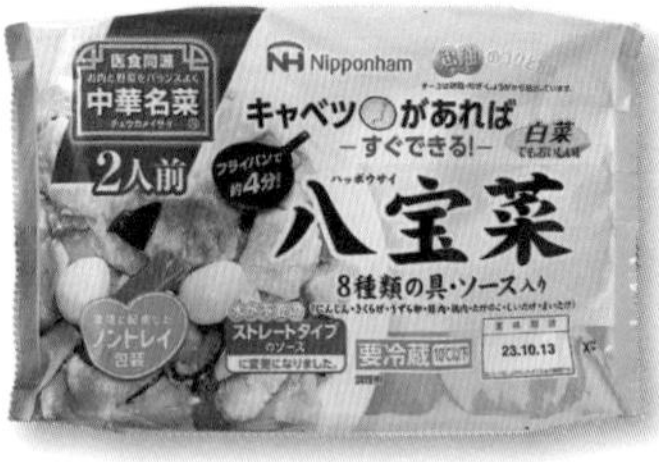

一から調理をするのは大変。でも少しは手をかけたいというときは、少ない材料を加えるだけで作れる具入り調味料が便利。

食べる人数に応じたものを

2人分

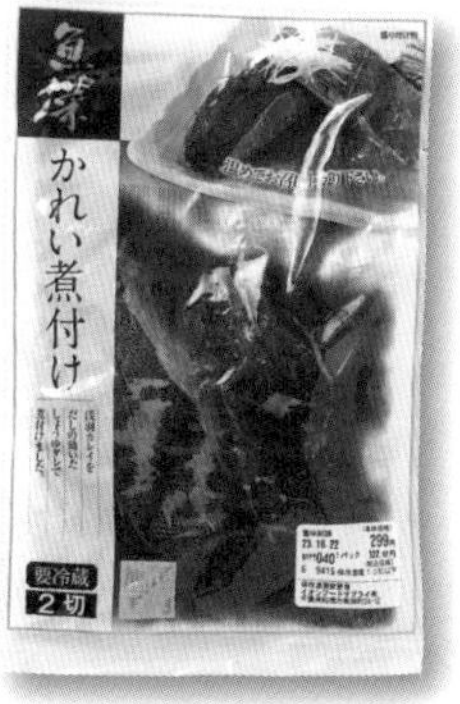

夫婦2人暮らしなら、2人分入ったものが便利。一度に温めができます。

1人分

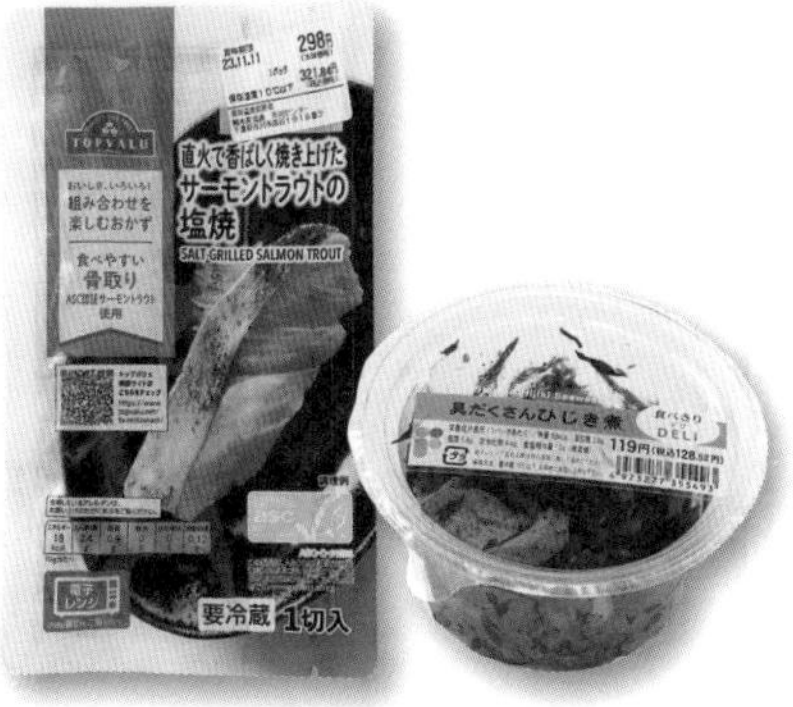

1人で1回に食べ切れる量のものが便利。惣菜パックも小さいサイズが豊富になっています。

少量パックも便利

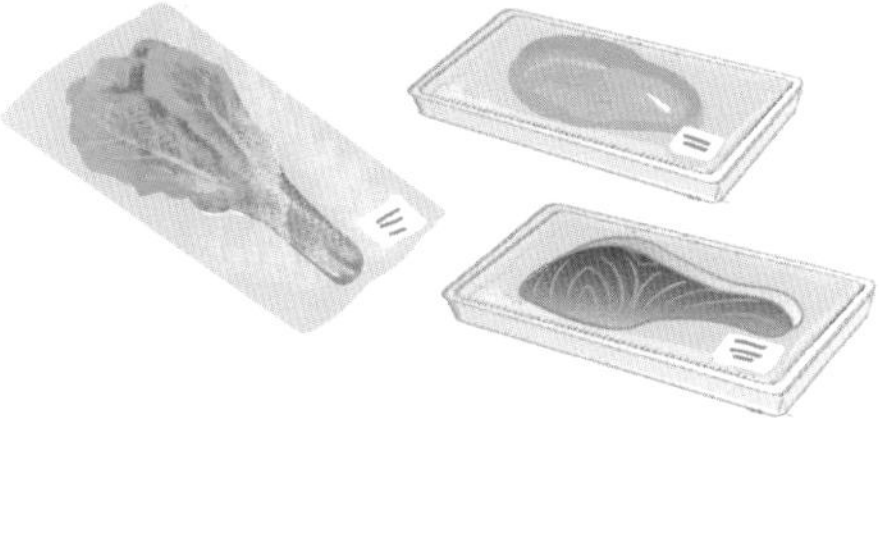

最近は野菜や肉などで少量パックが増えています。普通サイズを買って余らせた末に捨ててしまうくらいなら、少量パックで買って使い切ると無駄がありません。

手軽に栄養がとれる食品

冷凍食品

最新技術でおいしく冷凍！適量を使える

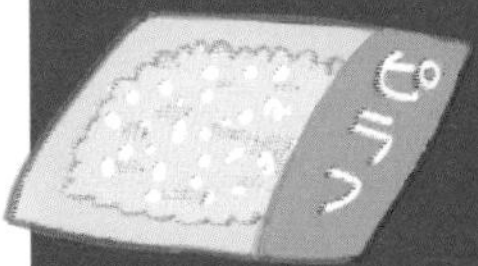

シニア世代にとっての「冷凍食品」というと、油で揚げる前のコロッケやミックスベジタブルなど、揚げる、炒めるなどさらに調理が必要な印象のものも多いでしょう。しかし現在では、電子レンジで加熱すればそのまま食べられるものが非常に多くなっています。また、冷凍野菜の種類も増えました。**旬の時期に収穫された野菜には栄養があり、それを新鮮なうちに切って加熱したものが冷凍されています**。生の野菜の場合は、皮をむいたり、カットしたり、ゆでたりと下ごしらえだけでも時間がかかりますが、カット冷凍野菜は**使いたい分だけ、すぐに料理に使えるのが魅力です**。

ポイント

- 調理時間が短縮
- 下ごしらえいらず
- 旬のものが味わえる

主食・おかずの冷凍食品

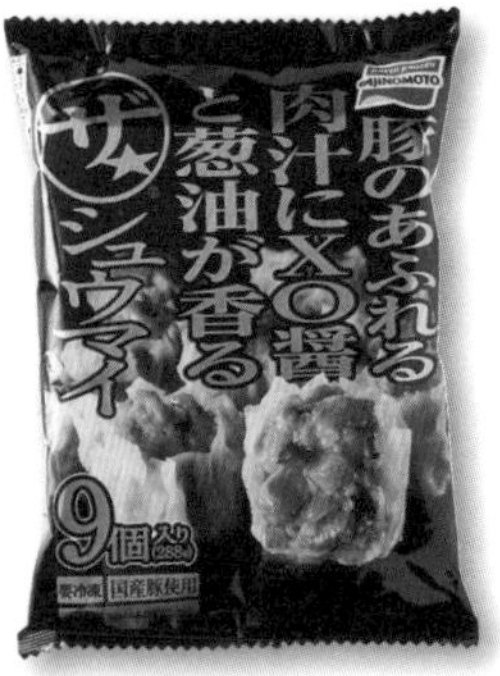

技術の進歩で今や「専門店の味」というのが大げさでないほどおいしくなりました。手軽に肉や魚料理が食べられます。シュウマイは、野菜スープに入れると具になります。

少量から使いやすい冷凍食品

ほうれん草

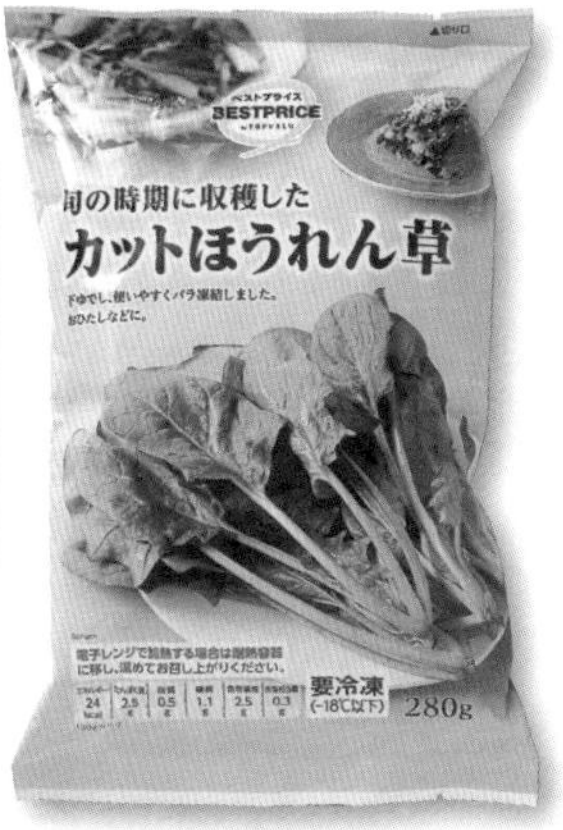

カットして冷凍されており、そのまま味噌汁などに入れるなど少量使うのにもとても重宝します。

カボチャ

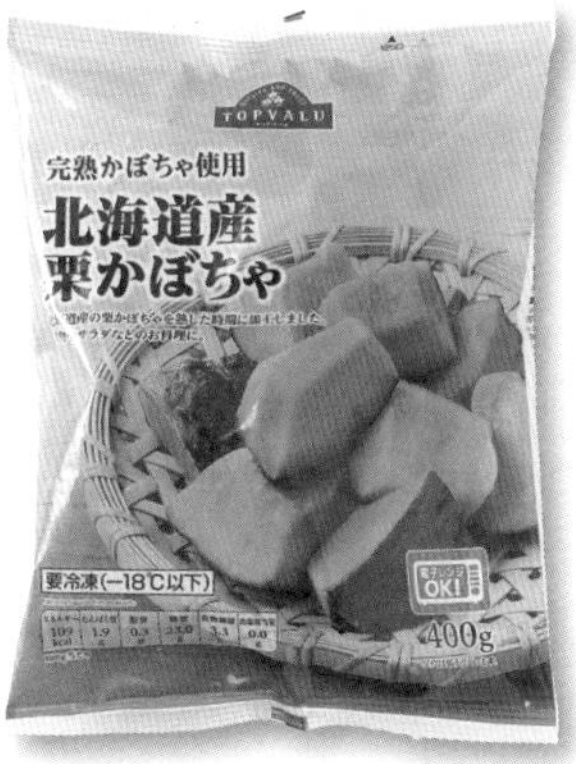

切るのが大変なカボチャ。冷凍のまま調理に使えて便利です。煮物やつぶしてポタージュにもできます。

ブロッコリー

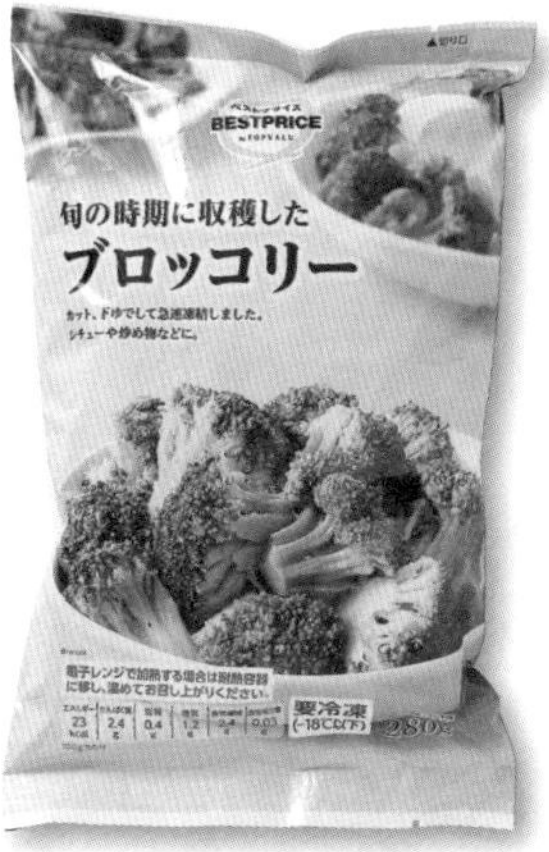

加熱時間を調節して好みのゆで具合にできます。少し添えるのにも便利です。

揚げなす

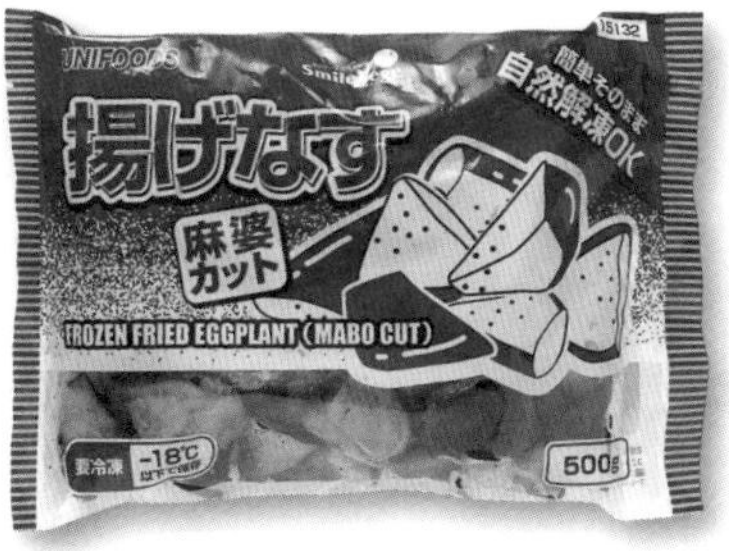

家庭で作るより油っぽくなく、使い道が多い食材。調理には冷凍のまま使え、コクがプラスされます。

手軽に栄養がとれる食品

カット野菜

たくさんの種類を少しずつとれて便利！

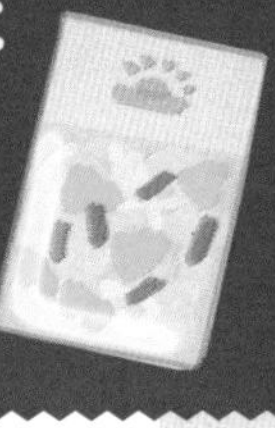

スーパーでもコンビニでも増えてきたのがカット野菜です。例えば野菜炒めをするときに、いろいろな野菜を一から揃えると、それぞれの野菜が使い切れず、野菜室の中で腐らせてしまうということもありますが、それを解決してくれるのが、多品目の野菜が少量ずつ入っているカット野菜です。当初は野菜炒め用、生野菜サラダ用くらいしかありませんでしたが、現在では**メニューに応じた野菜がセットされたもの、下ゆでされていて、調理がかんたんなものも出ています**。洗わずにそのまま調理できるものが多いですが、水洗いが必要なものもあるので、袋の記載を確認しましょう。

ポイント

- ☑ カット不要
- ☑ 調理がラクになる
- ☑ 無駄なく使える

ゆで野菜は重宝する

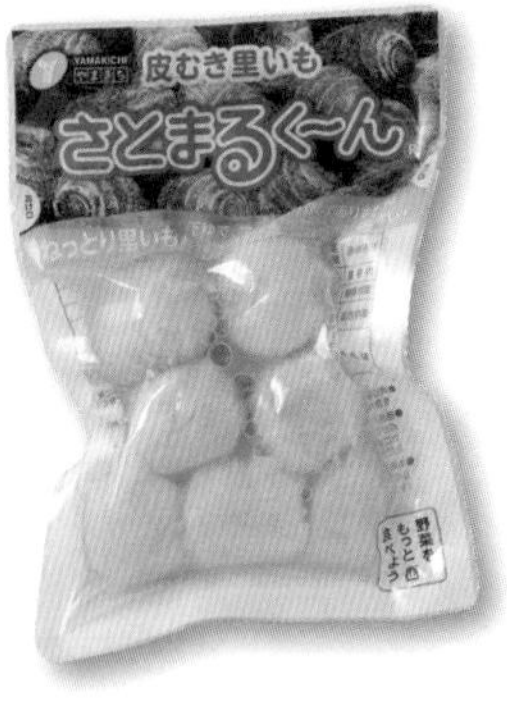

普通に調理すると加熱に時間がかかる野菜も、やわらかく水やスープで煮た状態で販売されています。煮物、豚汁、スープ、カレーなどが手軽に作れます。

料理によって使い分けたいカット野菜

サラダ用

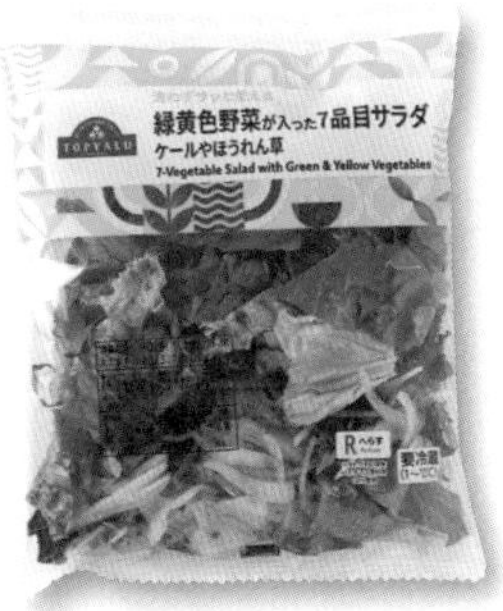

多種の葉物や色とりどりの野菜でレストランのサラダのように。

野菜炒め用

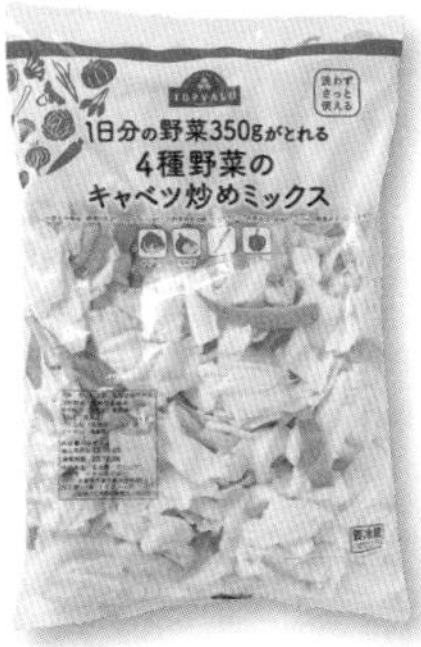

セットされている野菜の種類や割合も様々なものがあります。

豚汁用

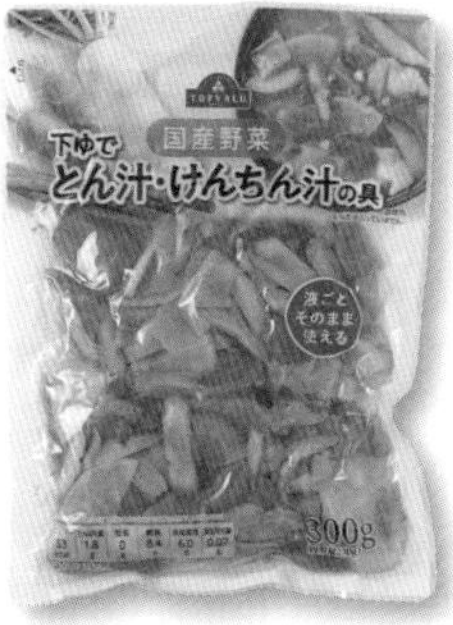

すでに加熱済みなので水とだしで煮て、味噌を加えれば完成します。

カレー用

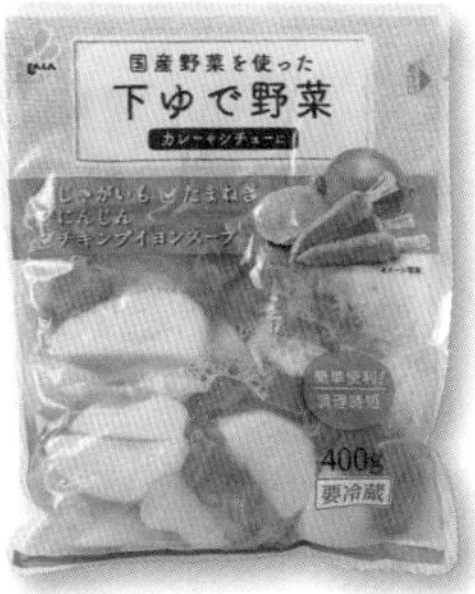

水と肉を加えて軽く煮て、カレールーを入ればかんたんにカレーが作れます。

鍋物用

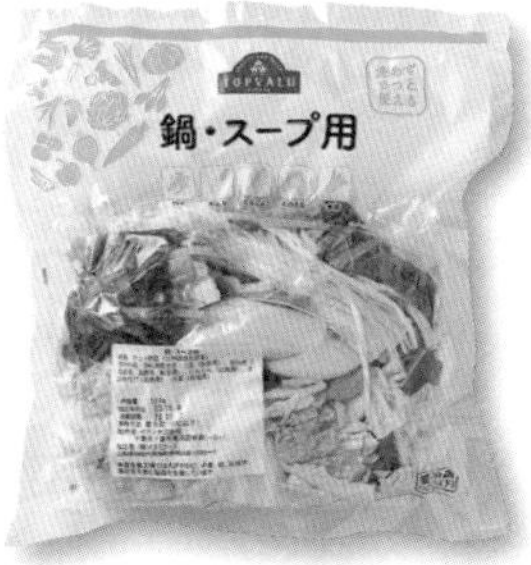

鍋物用野菜がカットされています。水とスープの素で肉や魚と一緒に炊けば栄養満点に。

薬味

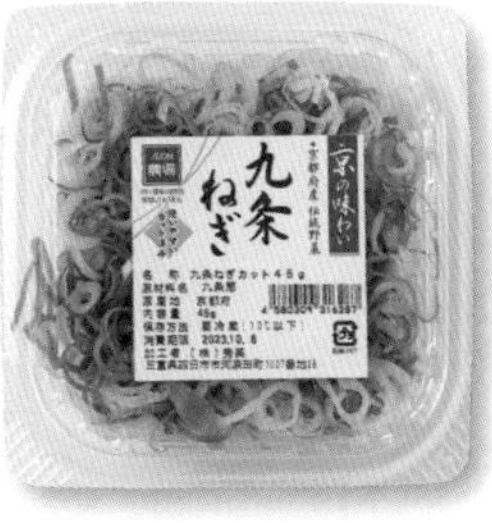

余らせがちな薬味用野菜。細かく刻む手間も省けて便利です。

手軽に栄養がとれる食品

コンビニ食品

1～2人分のおかずの宝庫

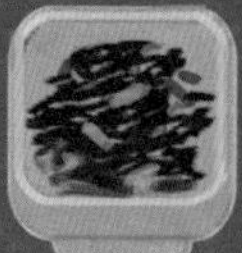

ここ数年で劇的に変化したものがコンビニのレトルト食品です。1人暮らし、2人暮らし家庭に向けた商品開発が進み、シニア層向けの商品も充実してきました。**自宅で1～2人分焼くのはおっくうな焼き魚も、コンビニ商品なら温めるだけで手軽に食べられます**。焼き魚の風味もしっかりあって、やわらかく、骨まで取ってあり、とても食べやすくなっています。コンビニに行く機会は少ないかもしれませんが、シニアでも**食べやすく、少量のおかずが揃っているという点では、手軽に栄養が手に入るコンビニは非常に便利なお店かもしれません**。

ポイント

- 少量パック
- やわらか調理
- 手軽に買える

手軽にたんぱく質がとれる

シニアにいちばん必要なたんぱく質を手軽にとれる食品が多いのもうれしいところ。片手で食べられる棒状のサラダチキンやたんぱく質バーは、味の種類も豊富です。

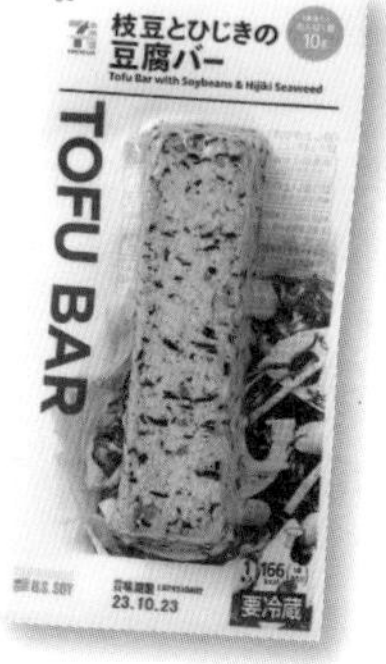

そのまま食べてもちょい足ししても

焼き魚

消化を助ける大根おろしをプラスしても。

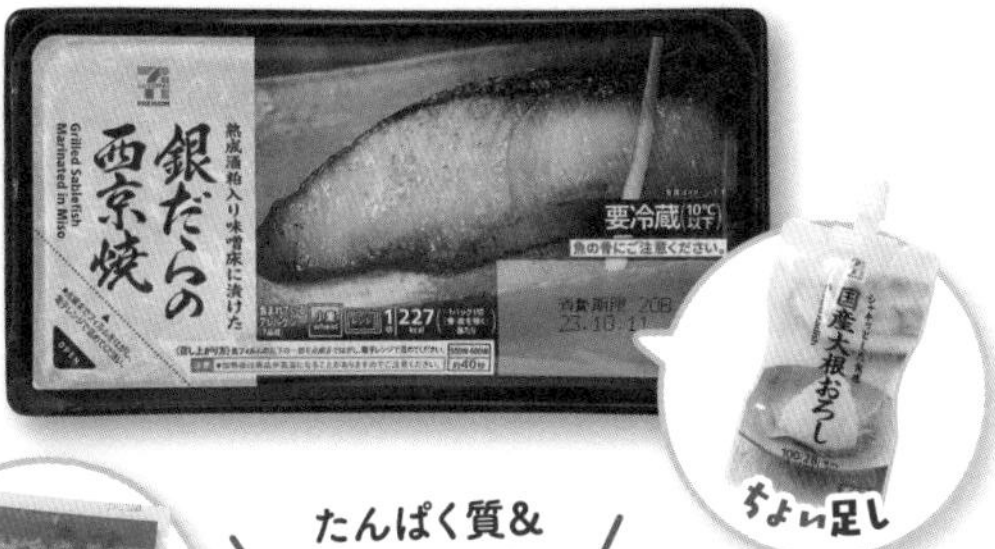

＼カルシウムたっぷり／

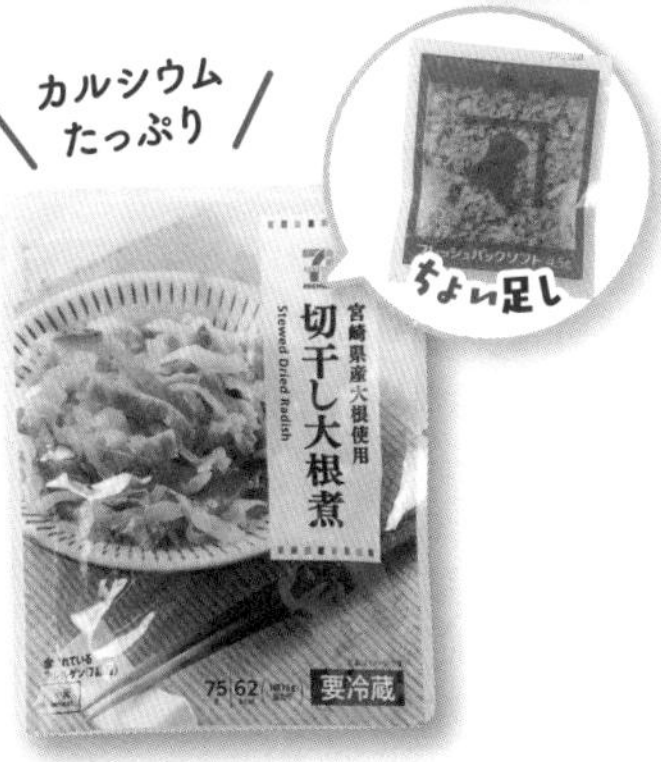

切り干し大根

かつお節をふりかければ、おいしくたんぱく質がアップします。

＼たんぱく質&カロリーがとれる／

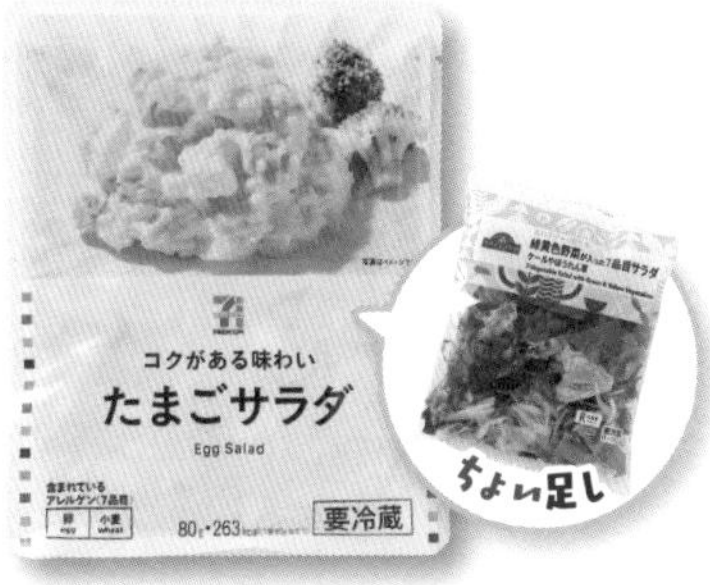

たまごサラダ

そのままで食べるのもよいですが、カット生野菜と一緒に盛りつければ豪華サラダになります。

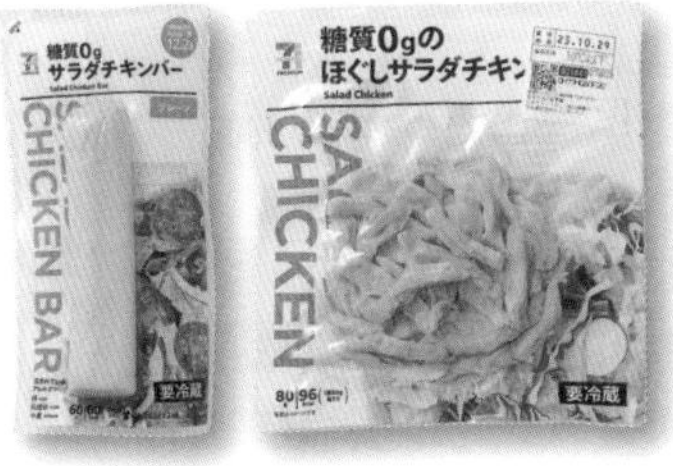

サラダチキン

手軽に食べられる良質なたんぱく質として定着してきたサラダチキン。ほぐしてあるものなら、おかずに加えたり、トッピングも手軽に使えます。

➡ p.122

いつもの食事に足すだけで栄養が補える
ちょい足し食品

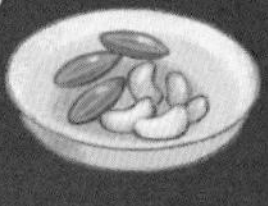

習慣として心がけてほしいのが「ちょい足し」です。**いつもの食事にかけるだけで、不足しがちな栄養を補うことができます**。ちょい足しに使える食品は家庭の中にもたくさん眠っています。そうです、少し使っては放置されがちな食品に適材がたくさんあるのです。

かつお節やごまなどの「ちょい足し食品」はたんぱく質やエネルギーといった、シニアが特にとりたい栄養素を手軽に補ってくれます。ちょい足しに使えそうな食材を改めて探してみましょう。冷蔵庫や戸棚に何かお宝が眠っているかもしれません。

ポイント

- ☑ 家庭によくあるもので
- ☑ かけるだけ！のせるだけ！
- ☑ 味に変化も

そのまま使えるすぐれもの

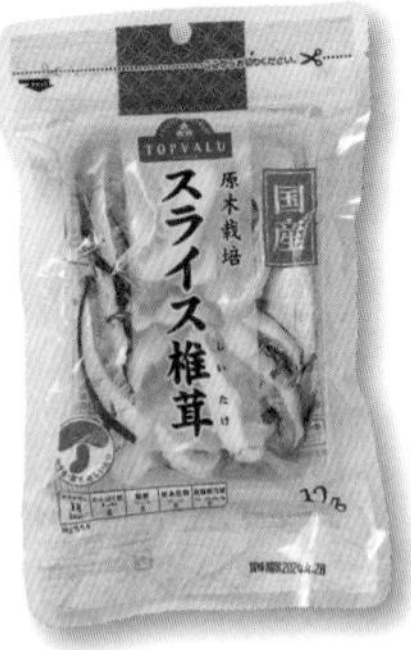

干し椎茸は生の椎茸の10倍もの栄養があるといわれています。骨粗しょう症予防、血管詰まり予防、コレステロールの増加を防ぐなどです。うまみが凝縮されているので、そのまま汁物に入れれば、だしからも栄養がとれます。

ちょい足し食材いろいろ

消化を助ける

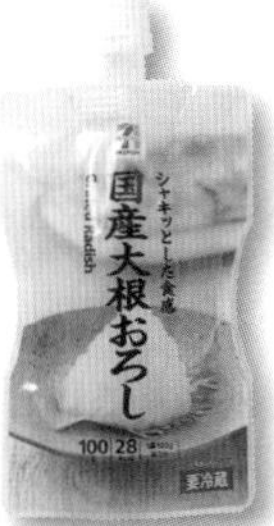

大根おろし

消化・吸収を助ける

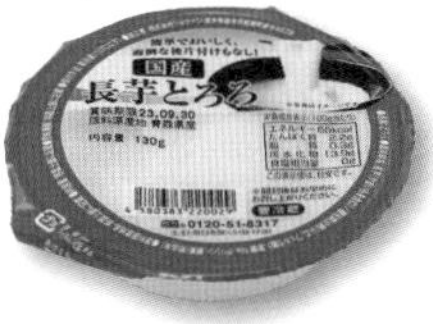

とろろ

たんぱく質アップ

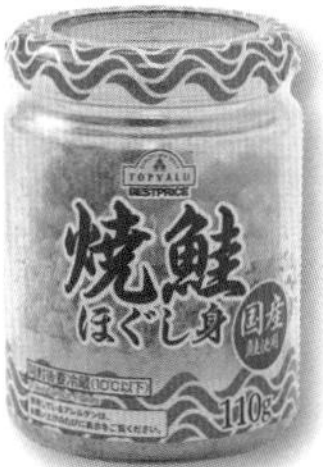

さけフレーク

脂質・エネルギー
抗酸化作用

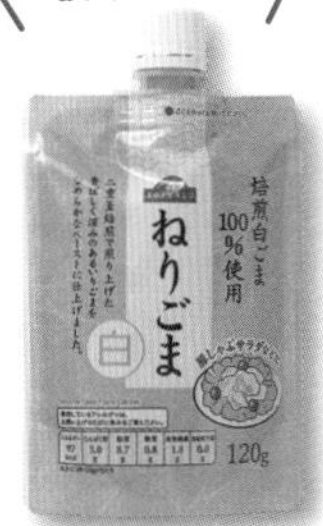

練りごま

栄養満点！
風味づけにも

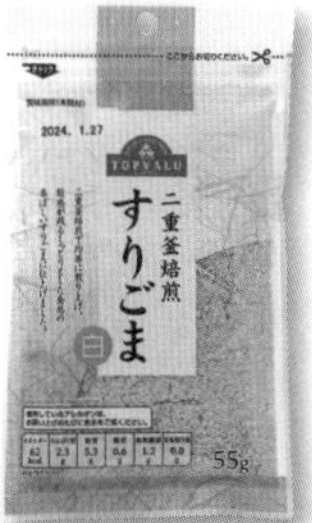

すりごま

カルシウム
うまみアップ

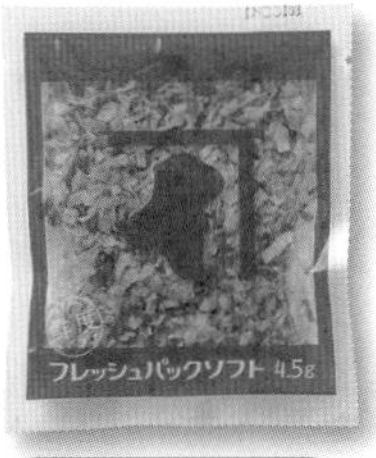

かつお節

カルシウム
風味アップ

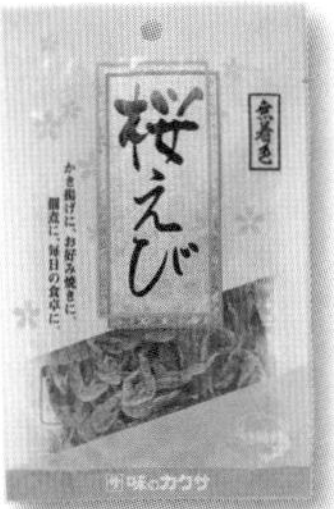

桜えび

カロリーアップ
コクが出る

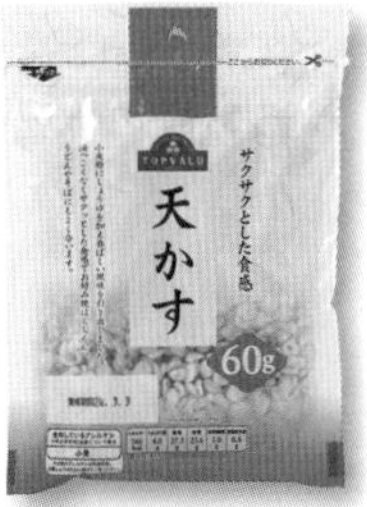

天かす

カロリーアップ
腸の動きを促進

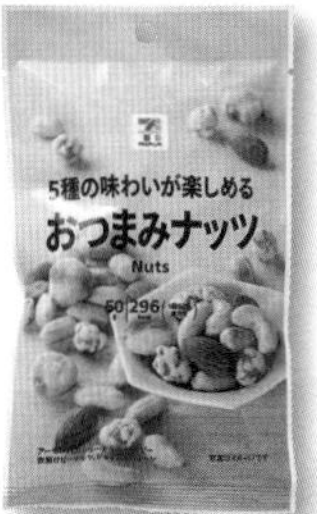

ナッツ

カルシウムアップ
チーズには牛乳の
カルシウムが凝縮

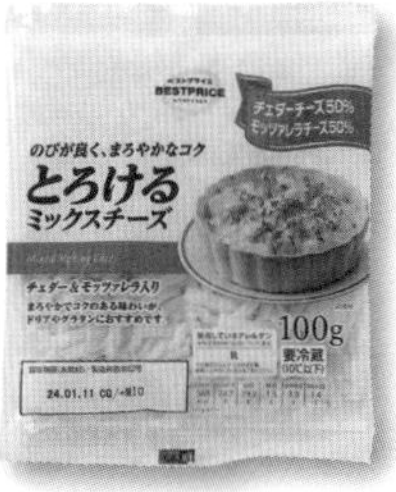

シュレッドチーズ

カルシウムアップ
おやつにも

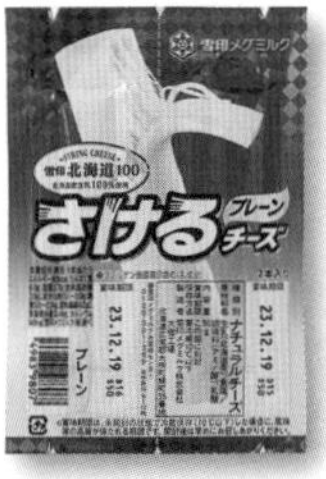

さけるチーズ

カルシウムアップ
ふりかけて使える

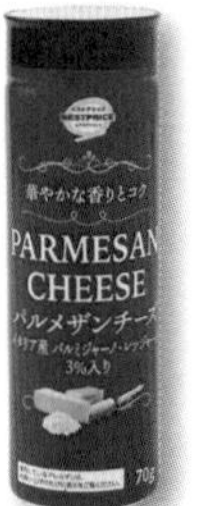

粉チーズ

手軽に栄養がとれる食品

毎日の食事にも、食が進まないときにも 常備したい食品

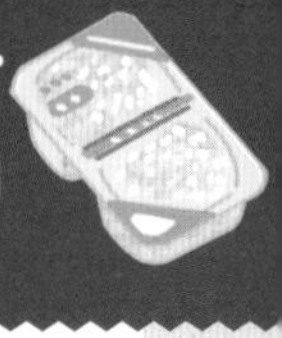

買い物に行くのが面倒、食事作りがおっくう、そんなときはだれにでもあります。それだけでなく、具合が悪いとき、万が一の災害時のためにも、**普段から手軽に栄養がとれる食品を常備しておくと安心です**。いつでも食べられるように、食べたときは、その分を補充しておきましょう。食欲がわからないときや普段と異なる食環境に備えて、食が進みやすいように、**食べやすいものや自分の好みのものを用意しておくのがよいですね**。体を動かすのがおっくう、体調が悪い、災害時などという状況を乗り切るための元気の素になってくれます。

ポイント

☑ おっくうなときに

☑ 具合が悪いときに

☑ 災害時にも

栄養補助食品の使い方

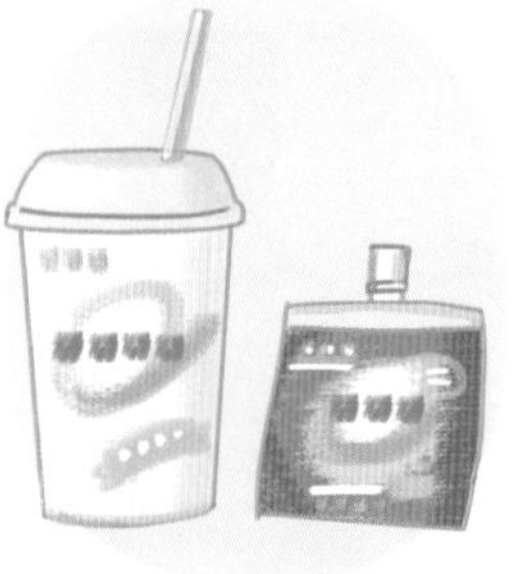

手軽に多くの栄養がとれるシニア向け栄養補助食品があります。普段なら必要ない人も、体調が悪いときなどに使えるので少しでも用意しておくと安心です。

あると安心!!

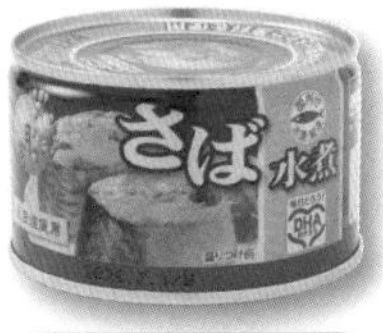

缶詰

さば、さけ、いわし、さんま、果物など。

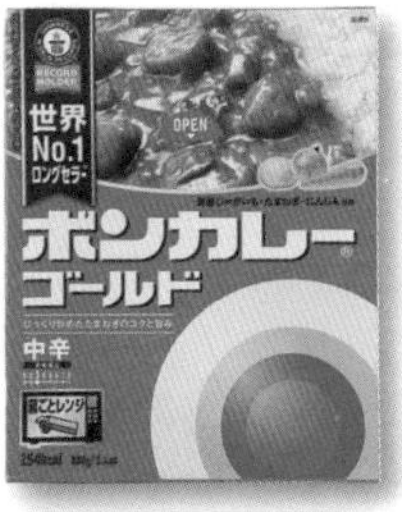

レトルト食品

カレー、丼の素、おかゆなど。

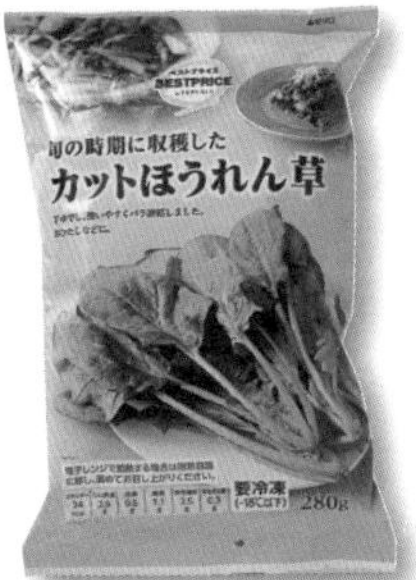

冷凍食品

調理の手間が省けて便利。

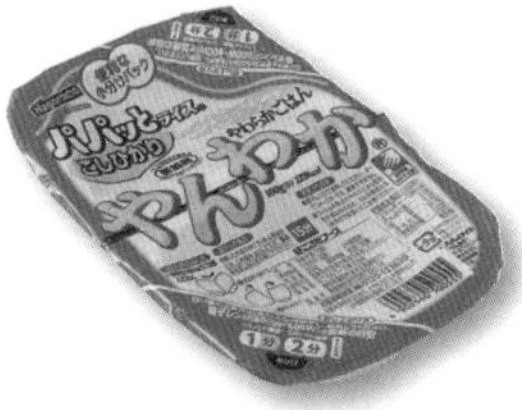

パックご飯

食べ切りサイズが便利。やわらかご飯もあります。

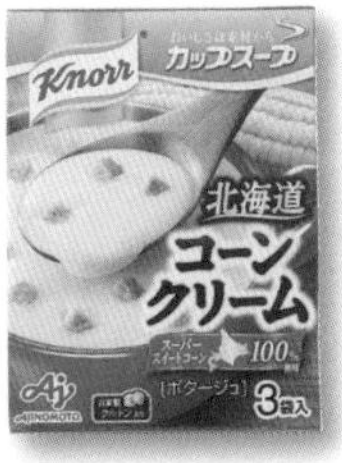

カップスープ

たんぱく質が多いものもあります。

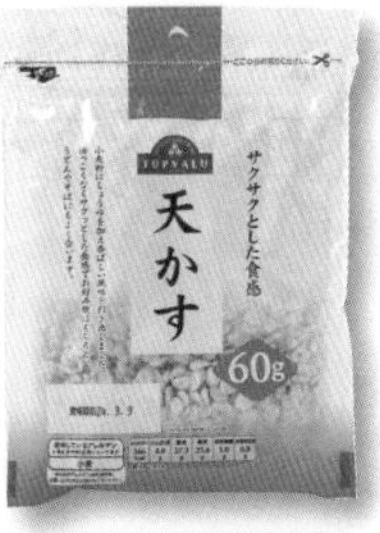

天かす

エネルギーもうまみもアップ。

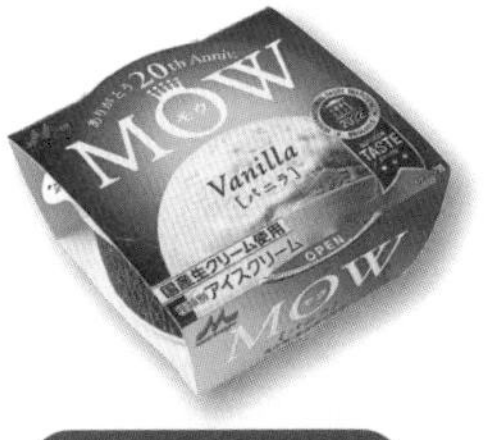

アイスクリーム

体調が悪いときも食べやすく高エネルギーです。

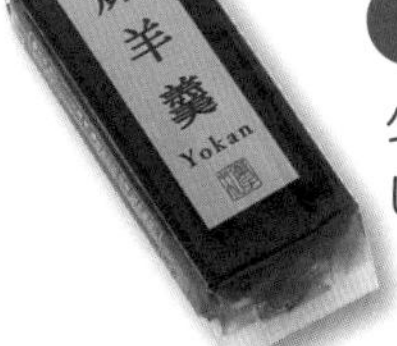

ようかん

少量でエネルギーがしっかりとれます。

栄養のプロが考えた献立が届く
宅配弁当

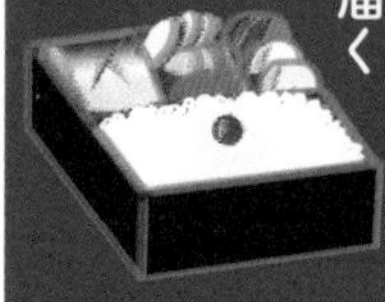

ポイント

☑ 栄養バランスがよい
☑ すぐに食べられる
☑ 料理が苦手な人にも

シニア向け宅配弁当にも多種多様な種類が登場しています。介護に至っていない人でも自治体から補助が出る場合もあります。便利なサービスですが、好みのおかずがない、具材がかたいなどという理由から食べ切れずに残すことが多い人もいます。離れた家族が**「親は宅配弁当をとっている」と安心していると、実は残してばかりで栄養がとれていないこともある**ので注意しましょう。また、1食から頼めるところもあるので、継続注文の前にお試ししてみるのもおすすめです。また、減塩食の薄味で食が進まないなら、普通食のおかずの食べる量を減らして減塩にするのも手です。

宅配の種類

宅配弁当：冷凍　冷蔵

食材宅配：冷凍　冷蔵

弁当の宅配のほか、食材の宅配もあります。ともに、冷蔵・冷凍があり、使いやすいものを選びましょう。

よりおいしく食べるコツ

食器に移し替える

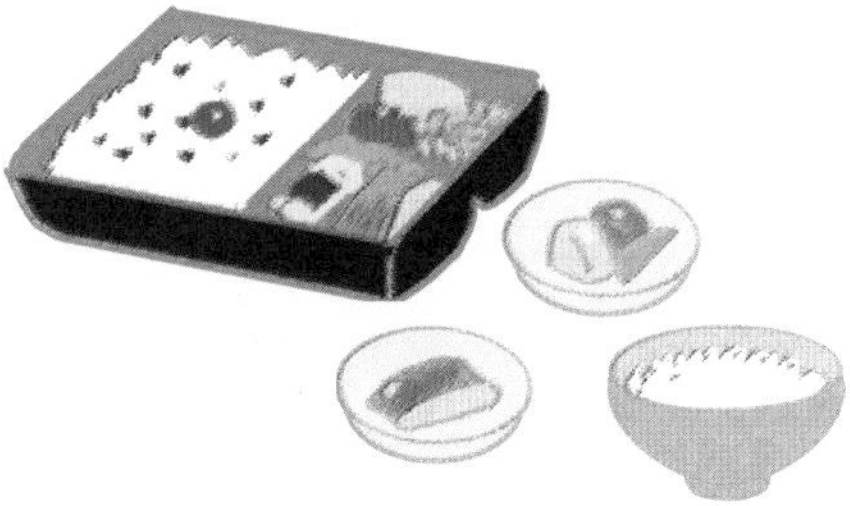

食器に移し替えることで、食欲がわき、何を食べるのかしっかり認識できる効果も。容器のにおいが気になるときも移し替えてみましょう。

ときどき、業者を変える

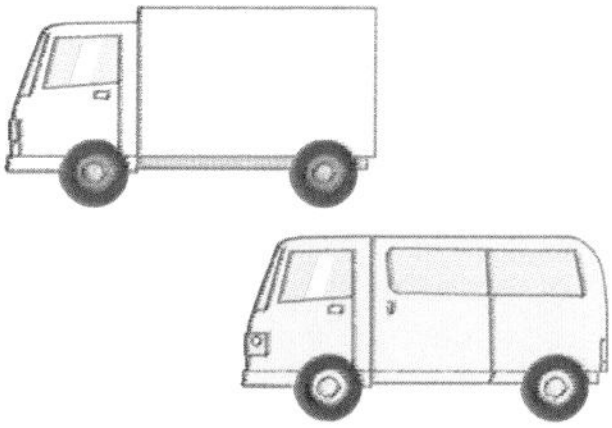

味やおかずの傾向に飽きてきたら、ときどき業者を変えるのがおすすめです。

多いときは食器に取り分ける

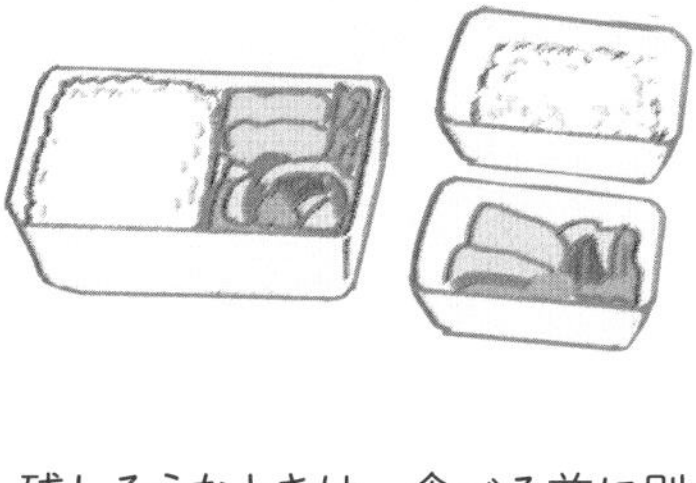

残しそうなときは、食べる前に別の食器に取り分けて衛生的に保存。食べさしは菌が発生するので要注意。

余りものでチャーハン＆雑炊

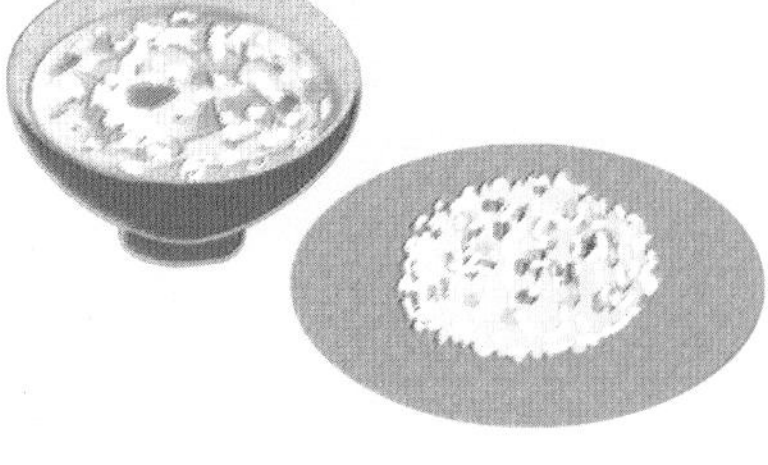

余りものはご飯もおかずもすべて混ぜてチャーハンや雑炊に。そのままより食が進むこともあります。

手軽に栄養がとれる食品

おやつ、外食

みんなで食べるとおいしい

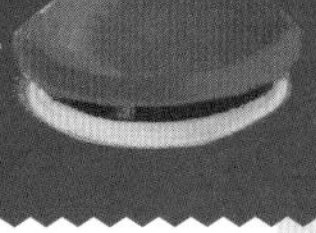

どの年代の人にとっても楽しみなおやつや外食ですが、シニア世代には、特に重要なものとなります。**3度の食事で栄養が十分にとり切れないときは、おやつ（間食）が重要な役割を果たします。外食も同様で、普段は食が進まない人でも、外食に行くとたくさん食べられるということがしばしばあります。**おやつも外食も基本的には好きなものを食べればよいですが、不足しやすいたんぱく質が豊富なものを選びましょう。

市販の菓子やデザートでもたんぱく質や鉄分などの栄養を強化したものが多くなりました。「無理なく栄養を」は、おやつや外食も同じです。

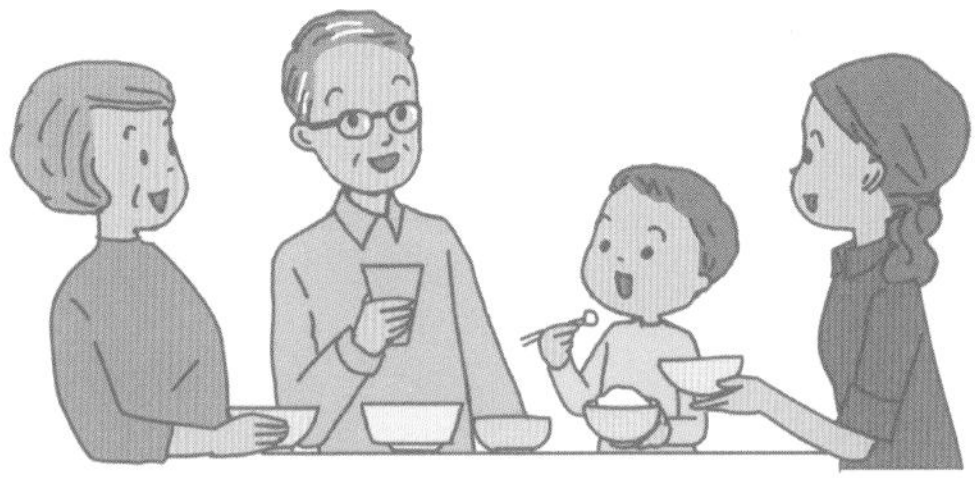

調理法を考慮してくれる飲食店も

「かみにくい、飲み込みにくい」に対応してくれる飲食店も少しずつですが増えてきました。家族や親しい人との外食は元気の源。食べる力が落ちても楽しみたいものです。

ポイント

- ☑ 食べる意欲を向上
- ☑ 何より楽しく
- ☑ こまめに栄養補給を

栄養がとれるおやつ

惣菜パン・菓子パン

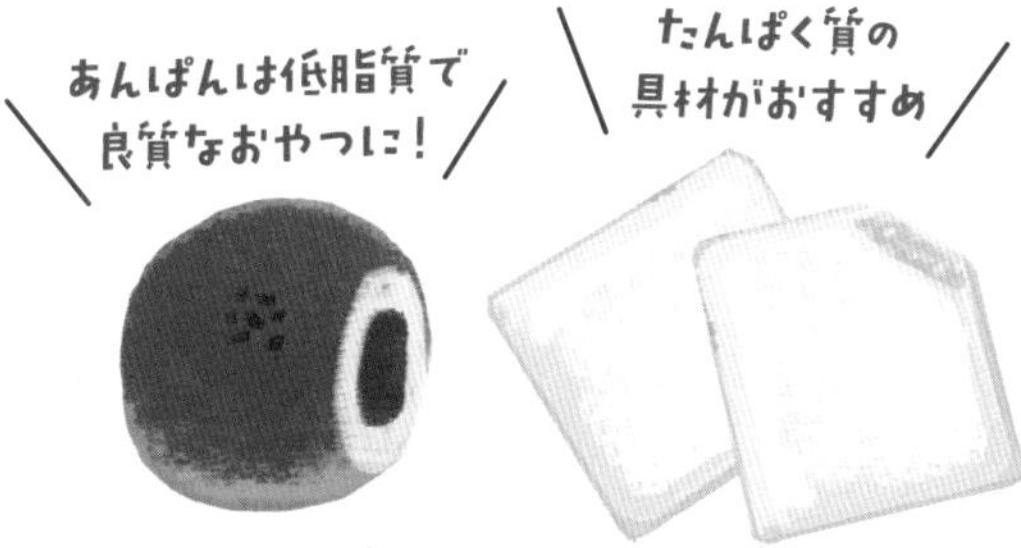

あんぱんは低脂質で
良質なおやつに！

市販の惣菜パンを食べるときは、ツナや卵などの具材を選ぶと手軽にたんぱく質を増やせます。間食で小さなサイズの菓子パンを食べると、こまめにエネルギーが補給できます。

缶詰を使ったおやつ

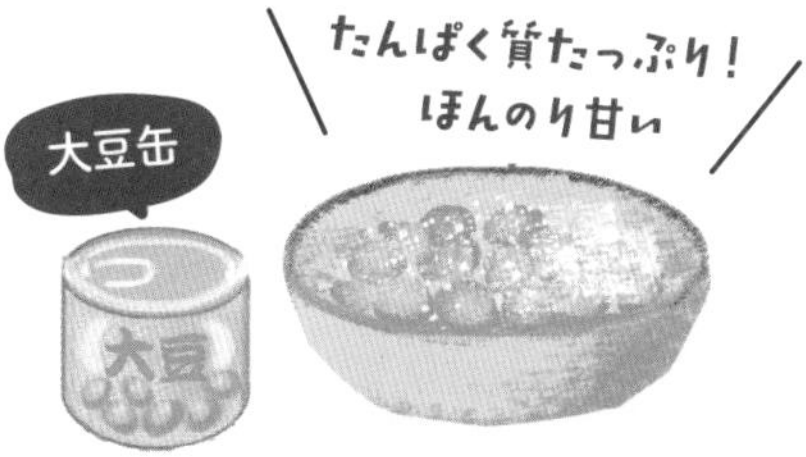
大豆缶
たんぱく質たっぷり！
ほんのり甘い
大豆

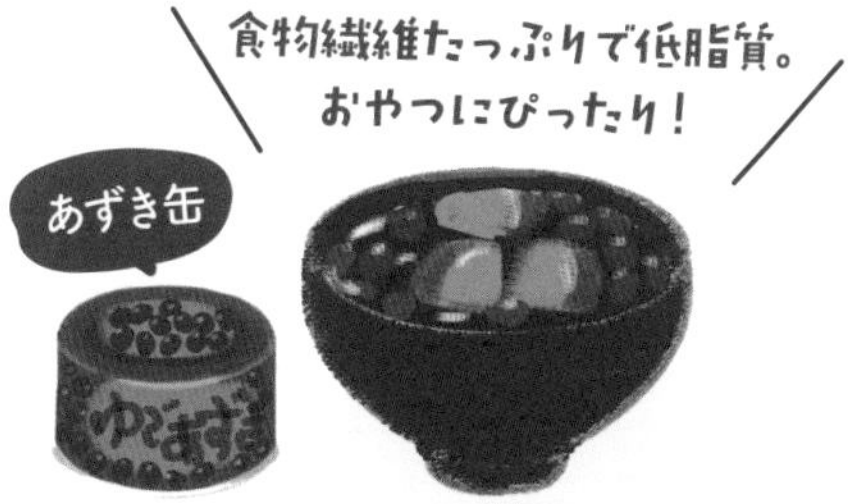

食物繊維たっぷりで低脂質。
おやつにぴったり！

大豆ボーロ

大豆をつぶしたものに、きな粉と砂糖をまぶして混ぜる。さらに、はちみつを加え、これらをラップで包んで握るとボーロになる。

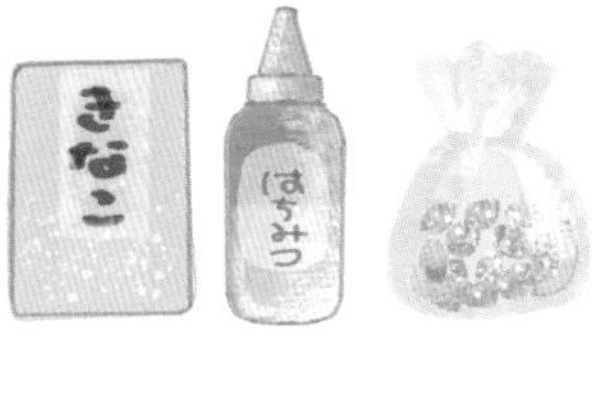

サツマイモのぜんざい

サツマイモは水にさらしたあと、小さく切って加熱する。鍋にあずき缶と同量の水、砂糖少々を入れて煮立ったら、サツマイモと塩ひとつまみを入れてでき上がり。

料理をラクに楽しくする

便利グッズ

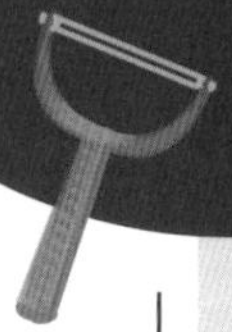

今や調理に使える様々な便利グッズがたくさん登場しており、食事作りをラクに、そして楽しくしてくれます。また、すでに手元にあるものでも使い方次第で食事作りの負担を軽くしてくれるものがあります。例えばキッチンバサミ。普段はパッケージを開けるときくらいしか使っていないという人も多いかもしれません。包丁を使わずにキッチンバサミで食材を切れば、力を入れず、サクサクとカットしていくことができます。洗い物も減ります。その際は、野菜を先に、最後に肉や魚を切るようにしましょう。ピーラーも皮だけでなく、中身のカットに役立ちます。

ポイント

- ☑ 食事作りがラクになるものを
- ☑ 軽量のものを選ぼう
- ☑ 使っていて楽しいものを

調理器具は小さめのものも

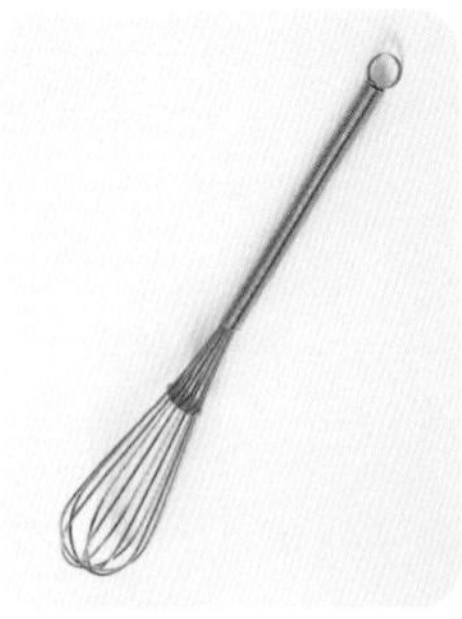

調理器具は小さめサイズもあると便利です。ミニ泡立て器は調味料など少量のものを混ぜるときに重宝します。小さいと洗い物もラクです。

食事作りがラクになるグッズ

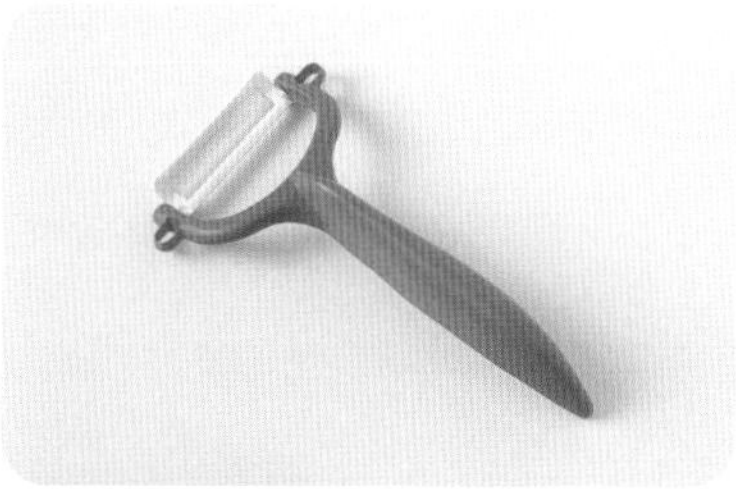

ピーラー

根菜などは皮むきだけでなく、中身の薄切りにも使えます。

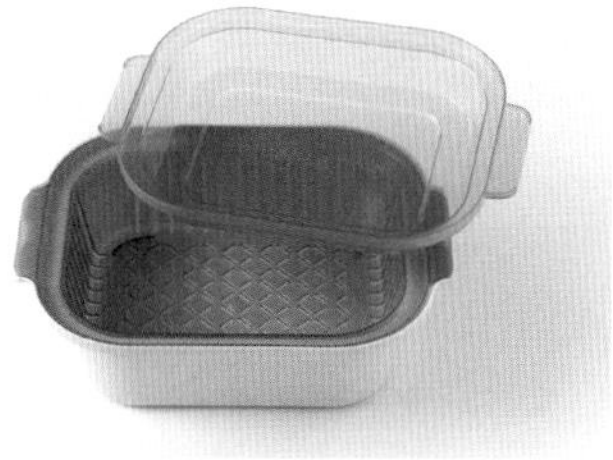

電子レンジ蒸し器

電子レンジで手軽に蒸し物ができ、野菜の下ゆでにも便利。蒸気でのやけどに注意して使いましょう。

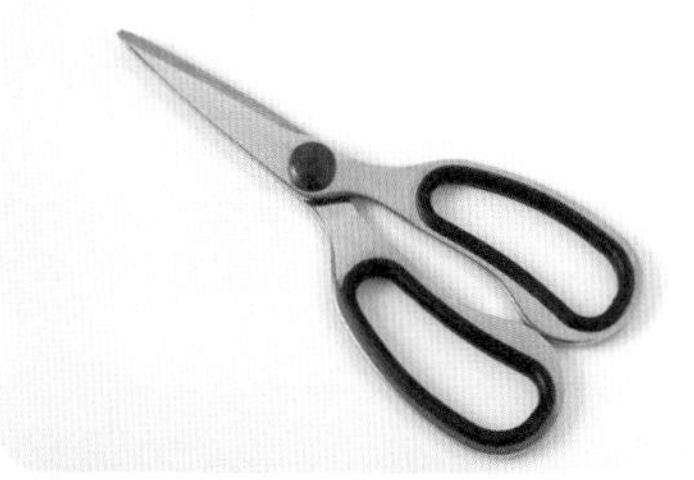

キッチンバサミ

刃にギザギザがあり、生肉などやわらかいものもラクに切れます。

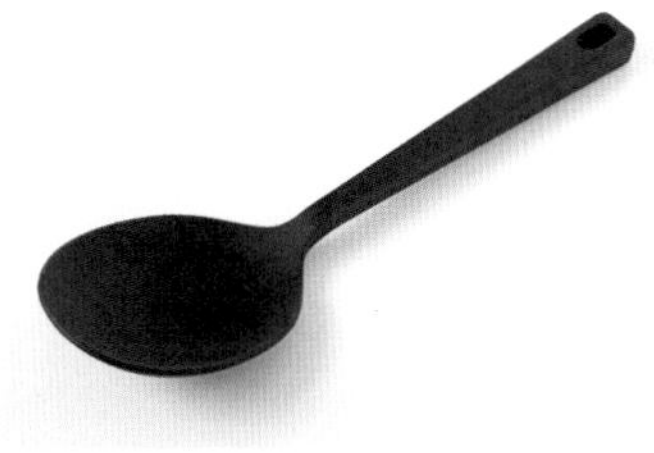

シリコーン調理スプーン

材料を混ぜたり、完成品を鍋などからすくいとるときに便利。

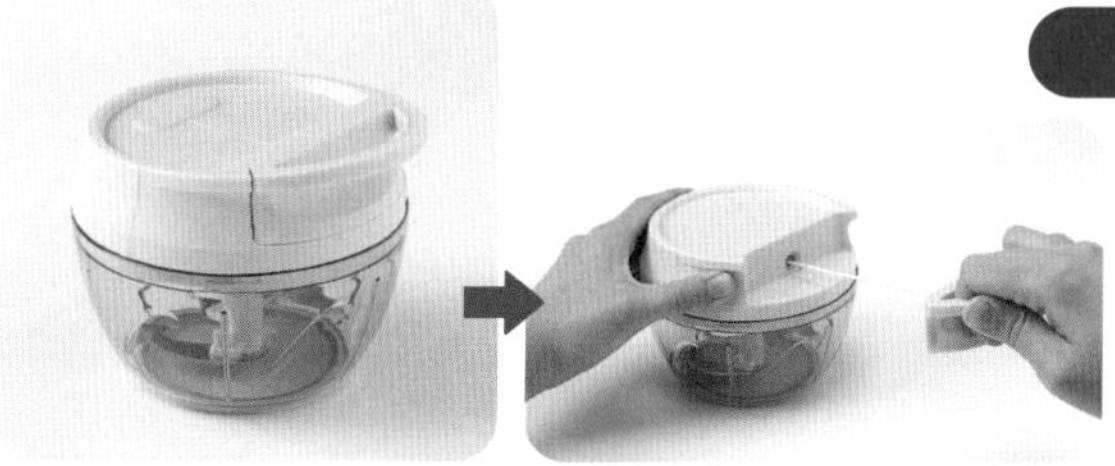

みじん切り器

ひもを引っ張ると、みじん切りができる楽しいすぐれものです。

手軽に作れて栄養たっぷり！
かんたん電子レンジレシピ

※加熱時間は600Wの場合

＼たんぱく質が豊富で食べやすい！／

厚揚げの煮物

● 材料（2人分）

厚揚げ…1枚（200g）
おろしショウガ…適宜
しょうゆ、酒、砂糖…各大さじ1
水…大さじ3

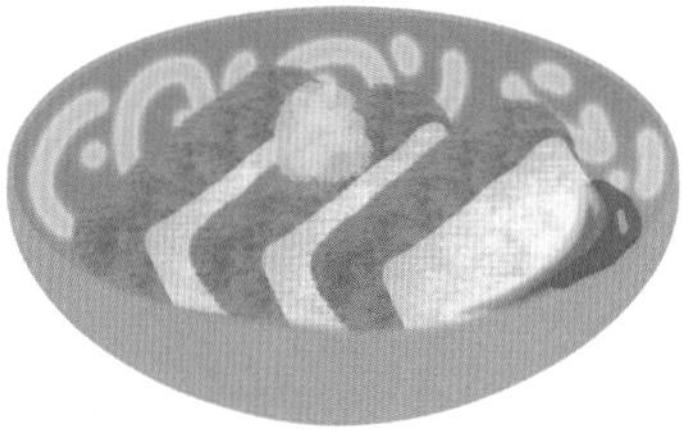

● 作り方

1 厚揚げは縦半分に切り、横1cm幅に切る。

2 耐熱ボウルに調味料と水を合わせ、**1**の厚揚げを入れる。

3 厚揚げの上にクッキングシートをかぶせ、小皿をのせさらにふんわりラップをかけ、5分加熱する。

4 器に盛りつけ、おろしショウガをのせる。

＼カルシウムたっぷり！／

切り干し大根の煮物

● 材料（2人分）

切り干し大根…20g
油揚げ…1/2枚（20g）
人参…1/3本
かつお節…1パック（3g）
砂糖…大さじ1
しょうゆ…小さじ1
砂糖…小さじ1
和風だしの素
…小さじ1/4

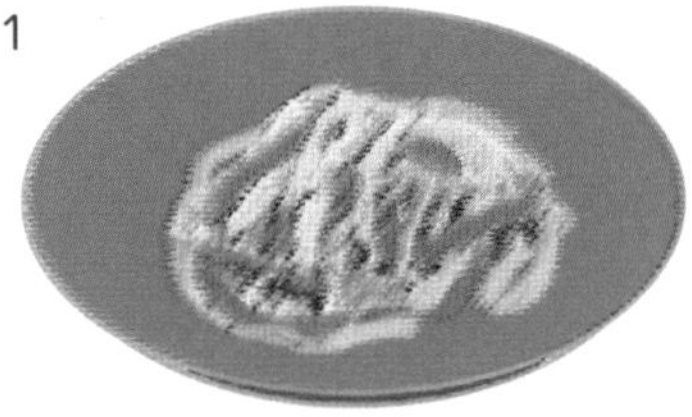

● 作り方

1 切り干し大根は洗ってかたく絞り、3cm程度に切る。人参は3cm長さの千切り、油揚げは短冊切りにする。

2 耐熱ボウルに調味料と水1カップを入れ混ぜ合わせ、**1**をすべて入れて混ぜる。

3 クッキングシートをかぶせ、小皿をのせ、ふんわりラップをかけ、8分加熱する。

4 レンジから出して、室温で冷まし、味を含ませる。

＼チーズで栄養たっぷり！ マヨネーズでしっとりしたのどごしに！／

サケのマヨネーズ焼き

● 材料（2人分）

生サケ…2切れ
塩・コショウ…少々
酒…少々
ブロッコリーやミニトマト…100g
（冷凍ブロッコリーも可）
マヨネーズ…大さじ2
ピザ用チーズ…70g

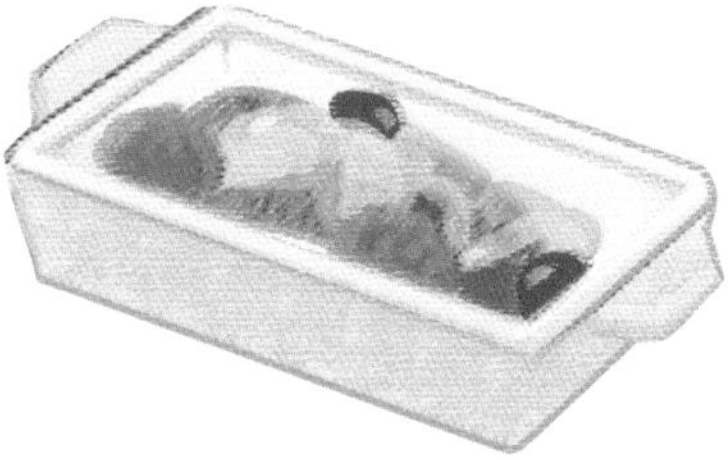

● 作り方

1 サケに塩、コショウをして、15分以上置く。

2 ブロッコリーは小房に分ける。ミニトマトは半分に切る。

3 マヨネーズとピザ用チーズを混ぜておく。

4 **1** の水気をキッチンペーパーなどでふき取り、耐熱容器に入れ酒をふりかける。まわりにブロッコリー、トマトを並べて、サケの上に **3** を広げる。

5 ふたかラップをして、4分加熱する。そのまま1～2分おいて余熱で蒸らす。

＼手軽でたんぱく質もアップ！／

ひき肉とミックス野菜のチャーハン

● 材料（2人分）

ひき肉…100g
しょうゆ…大さじ 1/2
コショウ…少々
マヨネーズ…大さじ2
卵…2個
ミックス野菜（冷凍）…150g
ご飯…茶わん2杯
塩・コショウ…少々
長ネギ…適宜
ごま油…小さじ1

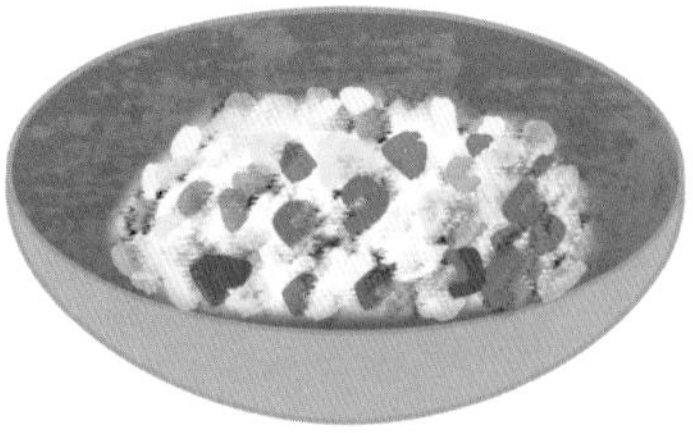

● 作り方

1 耐熱ボウルにひき肉、しょうゆ、コショウを入れ、ラップをして3分加熱する。

2 **1** をよく混ぜて、マヨネーズ、溶き卵、ミックス野菜（冷凍のまま）を加える。次に熱いご飯を入れて混ぜ、5分加熱する。

3 **2** に塩・コショウを入れて味を調え、小口に切った長ネギとごま油（バターでもよい）を加え混ぜる。

＼老化予防に効果的！／

カボチャサラダ

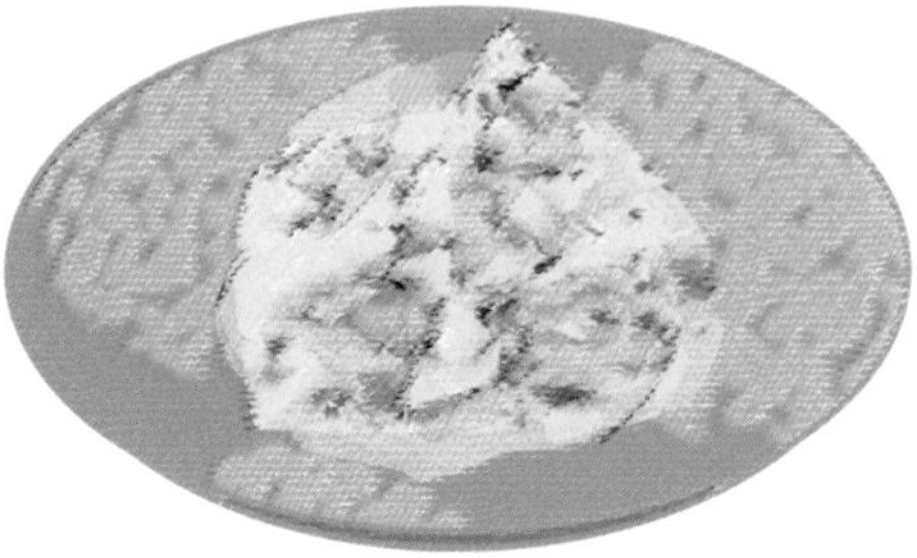

● 材料（2人分）

冷凍カボチャ…大4個
ツナ缶…1缶（70g）
すりごま…小さじ2
市販のごまドレッシング
…大さじ1

● 作り方

1 耐熱容器に冷凍カボチャを入れ、ラップをして3〜4分加熱する。

2 **1**が温かいうちに、フォークでつぶす。

3 **2**にツナを汁ごと加えて混ぜ合わせ、さらに、すりごま、ごまドレッシングも加えてよく混ぜ合わせる。

＼オイル缶ならエネルギーも補える！／

ツナとピーマンの和え物

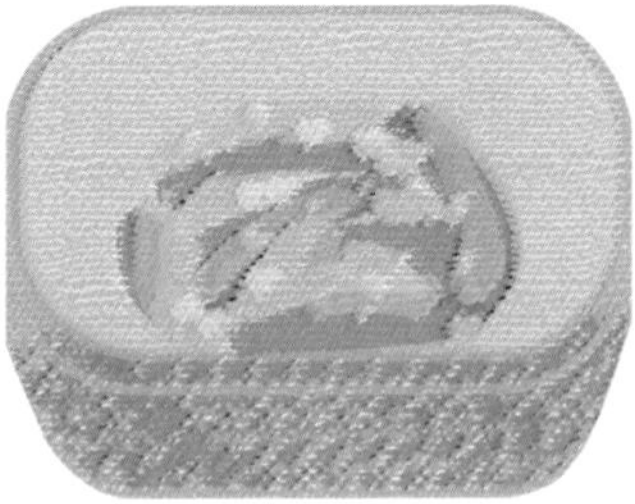

● 材料（2人分）

ツナ…1缶（70g）
ピーマン…3個
すりごま…小さじ2
しょうゆ…小さじ1

● 作り方

1 ピーマンは洗って種を取り、少し太めの千切りにする。

2 **1**を耐熱皿に入れて、2〜3分加熱する。

3 しんなりしたピーマンとツナ、すりごまを混ぜ合わせ、しょうゆで味を調えて仕上げる。

＼レモンでさっぱり食べやすい！／

サバと白菜のレモン蒸し

● **材料（2人分）**

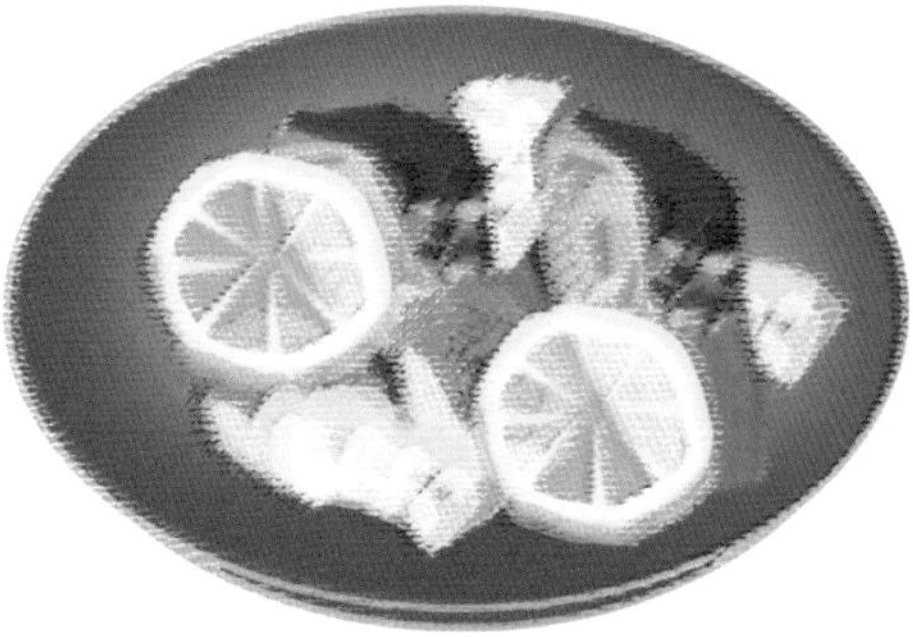

サバ…1/2尾
白菜…1/8個
椎茸…4枚
レモン輪切り…4枚
塩・コショウ…少々
酒…大さじ1
しょうゆ…小さじ2

● **作り方**

1 サバは両面に塩をふり、5分おく。出てきた水気をキッチンペーパーでふき取ったら、食べやすい大きさに切る。

2 白菜は食べやすい大きさに切る。椎茸は軸を切り落とし、半分に切る。

3 耐熱皿に白菜、椎茸、サバの順に重ねる。

4 酒、塩・コショウ、しょうゆをかけ、レモンをのせ、ふんわりとラップをして5分加熱する。

＼疲労回復効果もあるビタミンB_1が豊富！／

豚肉と白菜の味噌蒸し

● **材料（2人分）**

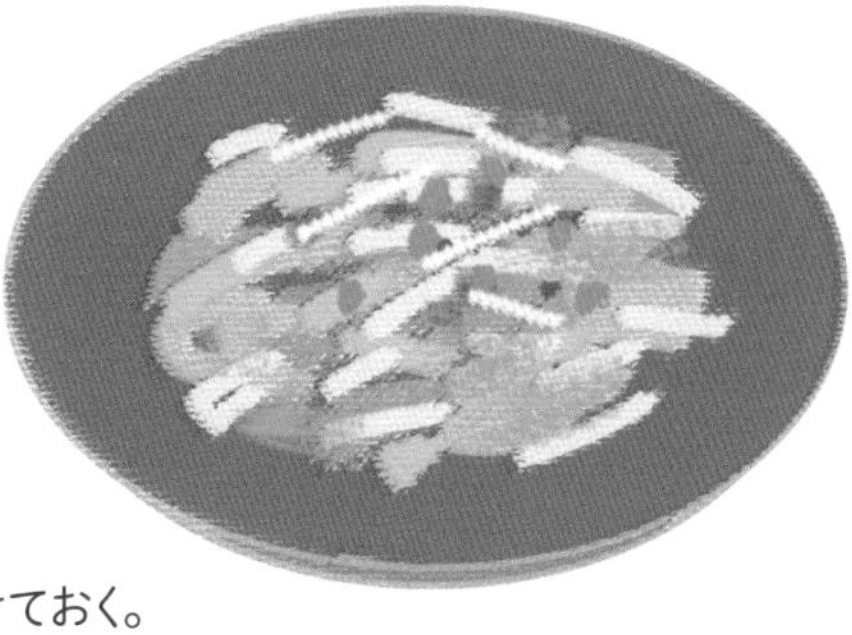

豚肉の切り落とし…180g
白菜…2枚（200g）
長ネギまたはカイワレ大根
…適量
液状味噌…大さじ2

● **作り方**

1 豚肉に液状味噌大さじ1をかけておく。

2 白菜はざく切りにする。

3 白菜と豚肉を交互に重なるように、耐熱の食品保存袋に入れ、長ネギまたはカイワレ大根も加える。

4 全体に液状味噌大さじ1をかけて、3分加熱する。

＼煮込まなくてもレンジでかんたん！／

肉じゃが

● 材料（2人分）

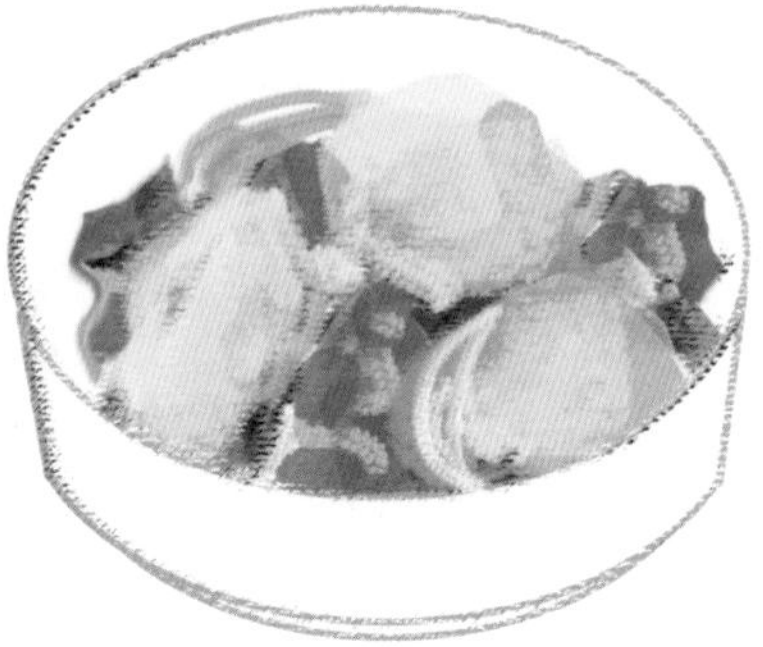

豚または牛こま切れ肉…80g
ジャガイモ…中2個（240g）
玉ネギ…中1/2個（100g）
しょうゆ…大さじ1＋小さじ1
酒…大さじ1
砂糖…大さじ2/3

● 作り方

1 ジャガイモは洗って、皮と芽を取り除く。玉ネギは縦5㎜の千切りにする。

2 耐熱のボウルに肉を入れて、調味料をよくからめる。ここに、玉ネギを加えて混ぜ合わせ、ジャガイモを加える。

3 端を少し開けてラップをかけ、10分加熱する。

4 一度レンジから取り出し、ラップをかけ直し、約4分そのまま置く。ジャガイモを一口大にスプーンでくずし混ぜて、煮汁とからませる。

応用

牛肉と玉ネギのしぐれ煮

＼牛丼や肉豆腐にも！／

● 材料（2人分）

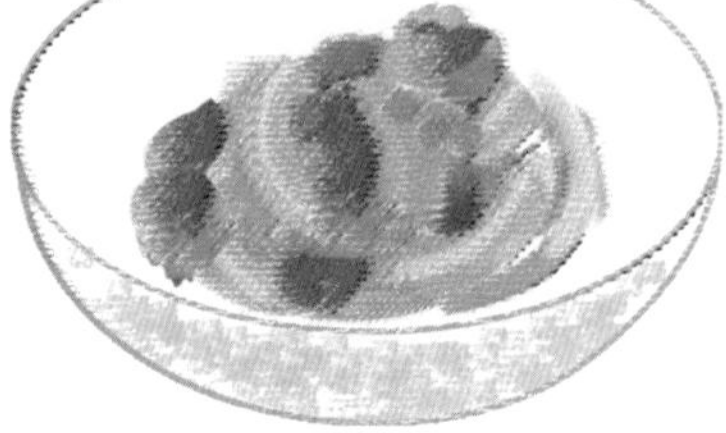

牛こま切れ…150g
玉ネギ…中1/2個
しょうゆ…大さじ2
酒…大さじ2
砂糖…大さじ1/2

● 作り方

耐熱皿に牛肉を入れて調味料をからめる。玉ネギの5㎜幅の千切りを加えて混ぜてラップし、電子レンジで4分加熱、混ぜ合わせて1分置く。

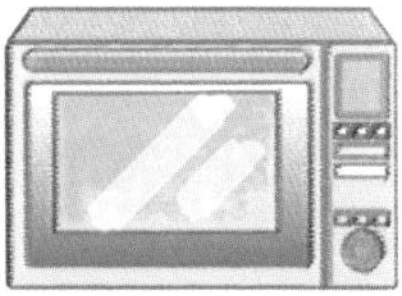

電子レンジ（600W）加熱の目安時間

食材	目安量 （重量）	加熱時間 （600 W）	備考
小松菜	1把 （200g）	3分	
ほうれん草	1把 （200g）	3分	加熱後、流水にさらす
ブロッコリー	1房 （250g）	3 分	小房に分け、水大さじ1～2を回しかける
キャベツ	1/5個 （200g）	3分	
人参 （いちょう切り）	1/3 本 （50g）	3分30秒	耐熱容器に水を ひたひたに入れて加熱
大根 （いちょう切り）	200g	4分	耐熱容器に水を ひたひたに入れて加熱
モヤシ	1 袋 （200g）	3分	
キノコ （エノキダケ小 1 袋） （椎茸 6 個）	100g	1分30秒	
ナス	2個 （200g）	4分	竹串で数カ所穴をあけ 1 個ずつラップにくるむ
ジャガイモ （皮をむき 3cmほどに切る）	中2個 （200g）	5分40秒	水につけてあく抜き後、 水を大さじ2加えて加熱
カボチャ （種、ワタを取り 3～4cmに切る）	1/8 カット	5分40秒	皮を下にして並べ、水を 大さじ2を加えて加熱

※重量や加熱時間は目安です。かたいときは 10 秒ずつ延長して様子をみてください。

手軽に作れて栄養たっぷり！

具だくさんの汁物アイデア

インスタントの汁物アイデア

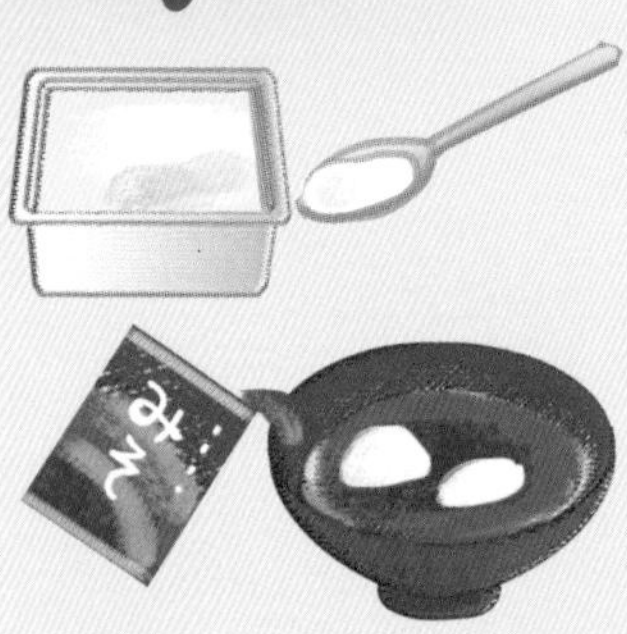

おすすめの具材

- 豆腐、ごま豆腐、卵豆腐
（包丁を使わずにスプーンですくって入れてもよい）
- 乾燥ワカメ
（塩分が気になる人は水で戻したものを使用する）
- とろろ昆布
- 冷凍カットほうれん草
- 冷凍カットオクラなど
- 刻み油揚げ（カット済みの市販品もある）
- 温泉卵

カット野菜を使う

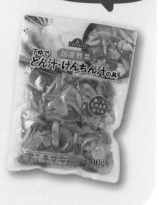

電子レンジ de みそ汁

1 200mlの水を入れる。
2 好みの具と顆粒だしを入れる（味噌にだしが入っている場合、顆粒だし不要）。
3 電子レンジで約3～5分加熱する。
4 味噌を大さじ1入れて、さらに1分加熱する。
5 電子レンジから取り出して、全体をよく混ぜる（やけどに注意）。

※耐熱容器を使用。

さば味噌煮缶のチゲ鍋風

● 材料（2人分）

さば味噌煮缶…1缶
豆腐…小1パック（75g）
ニラ…1把
白菜…2枚
キムチ…小1パック（50g）
（好みで増やしてもよい）
水…味噌煮缶1杯分

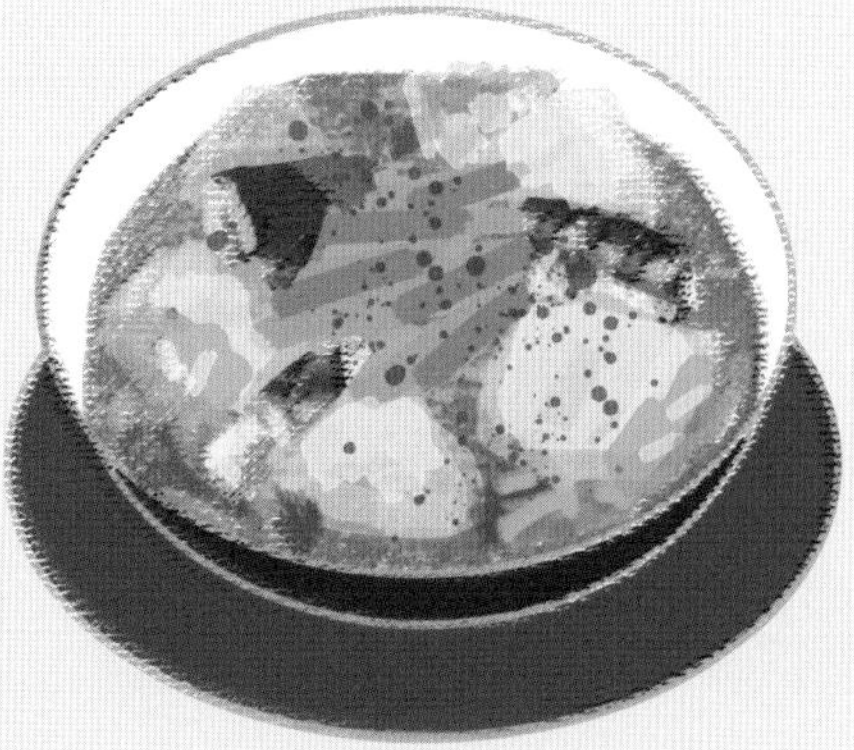

● 作り方

1 ニラは洗って3cmの長さに切る。白菜は洗って3〜4cmに切り、葉と芯に分ける。

2 豆腐は一口大に切る。

3 鍋にさば味噌煮缶の汁を入れ、その缶に1杯の水、白菜の芯の部分を入れて火にかける。

4 沸騰直前に火を弱火にし、キムチを汁ごと入れ、さらに、豆腐、白菜の葉、ニラを入れて煮込み、さば味噌煮缶の身を入れて加熱して、仕上げる。

ポイント

☑ さば缶は味噌煮を使うことでコクとうまみが出る。
☑ キムチも汁ごと入れることでおいしくなる。
☑ 野菜は、一度に入れず、食べてから追加して煮る。

手軽に作れて栄養たっぷり！
かんたんちょい足しで食べやすいメニュー

＼カルシウムと糖質がとれて、飲み込みやすい／

魚缶詰と里芋の煮物

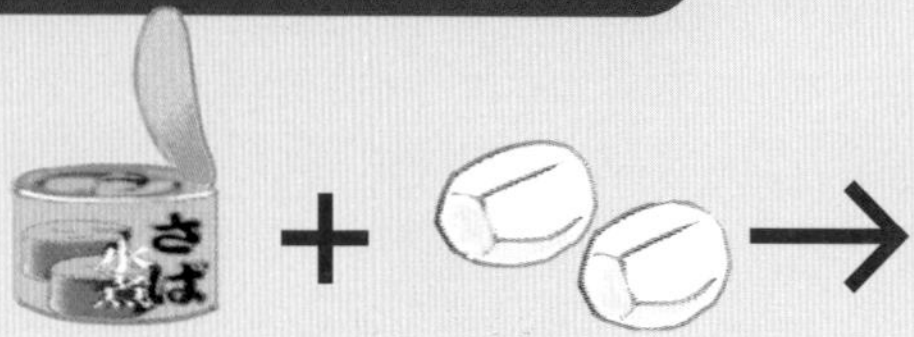

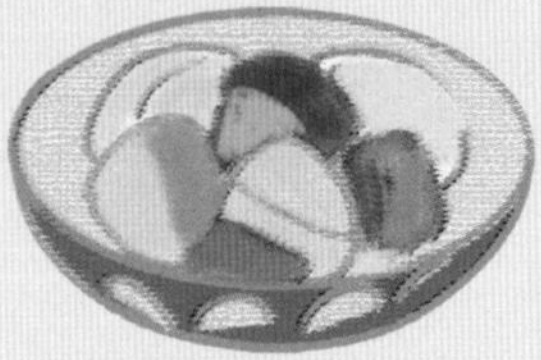

魚の缶詰とゆでた里芋を混ぜ合わせる。
里芋は厚さ1㎝に切ると、トロリと食べやすくなる。

＼糖質・脂質をプラスして、エネルギーが補える／

コロッケ入りオムレツ

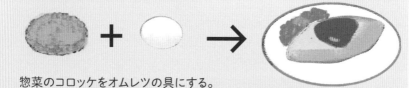

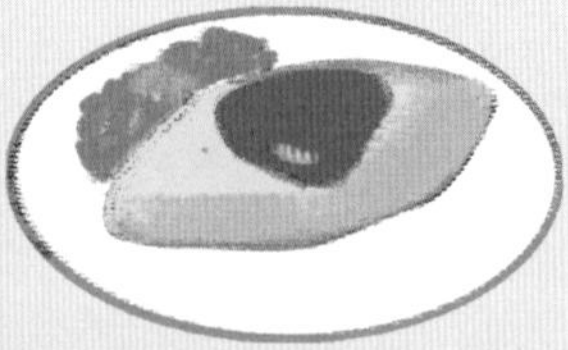

惣菜のコロッケをオムレツの具にする。

＼エネルギーたっぷりのカスタードクリームにカボチャの栄養をプラス／

カボチャとカスタードクリームのデザート

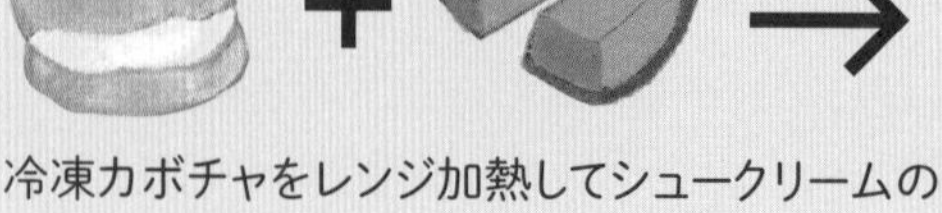

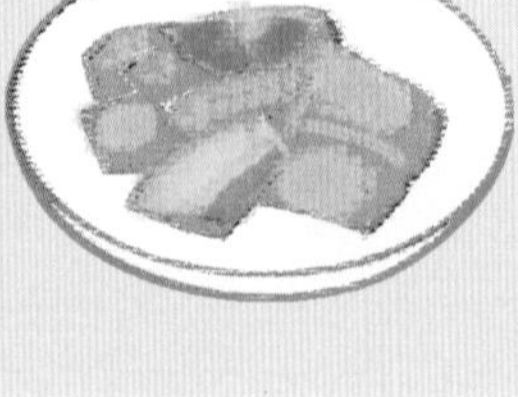

冷凍カボチャをレンジ加熱してシュークリームの
中のクリームと和える。

＼ 市販品にひと手間加えて、栄養たっぷりに！ ／

冷凍ピラフのリゾット卵入り

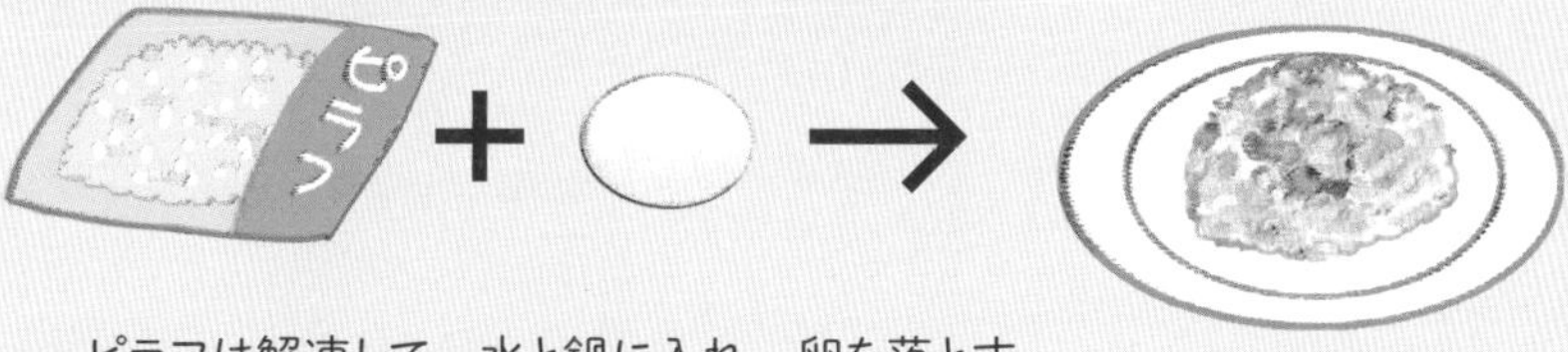

ピラフは解凍して、水と鍋に入れ、卵を落とす。

＼ たんぱく質アップ＆薄味に ／

豆腐入りグラタン

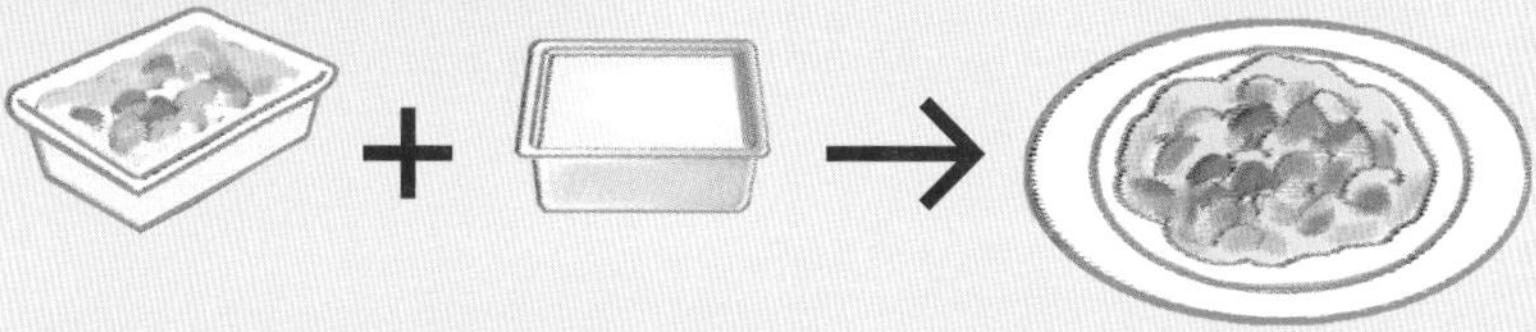

惣菜のグラタンに水切り豆腐を加える。

＼ たんぱく質アップ＆味変にも◎ ／

ひじきの白和え・ひじきのいり豆腐

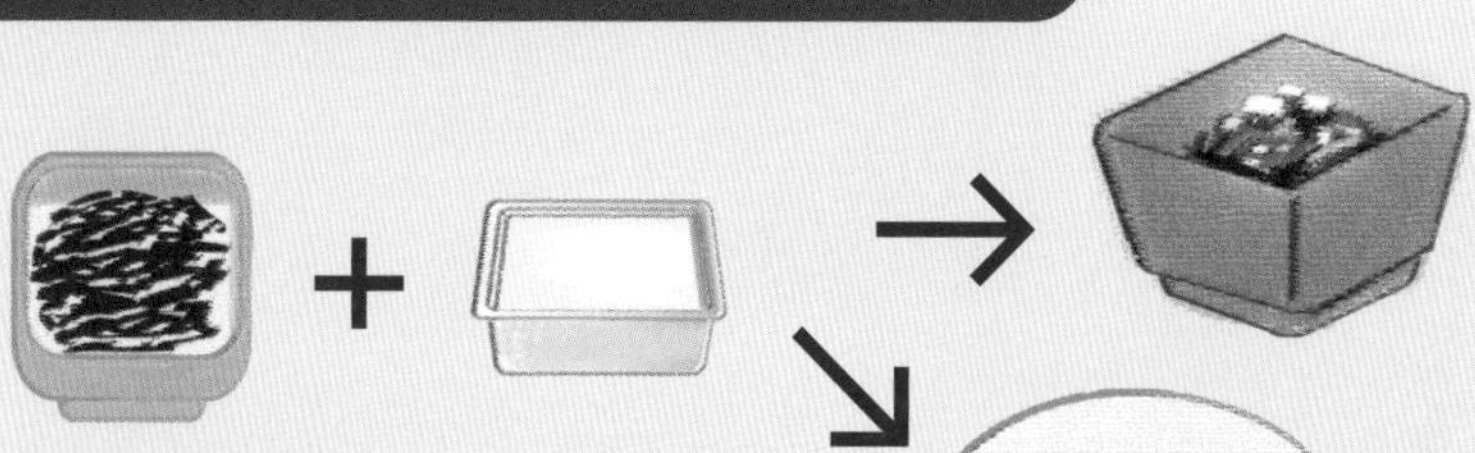

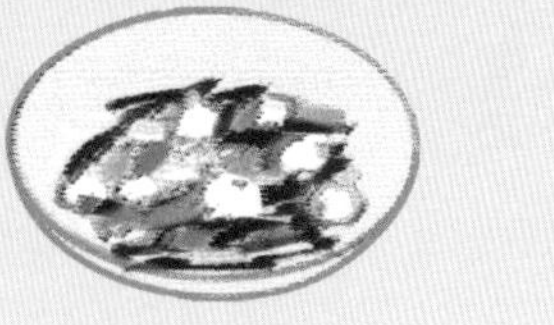

惣菜のひじき煮に水切り豆腐を和える、
またはフライパンで炒める。

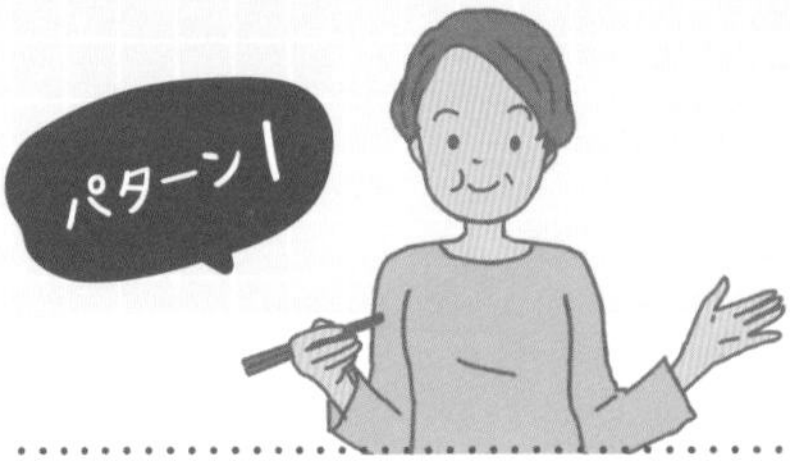

1日の献立例

朝

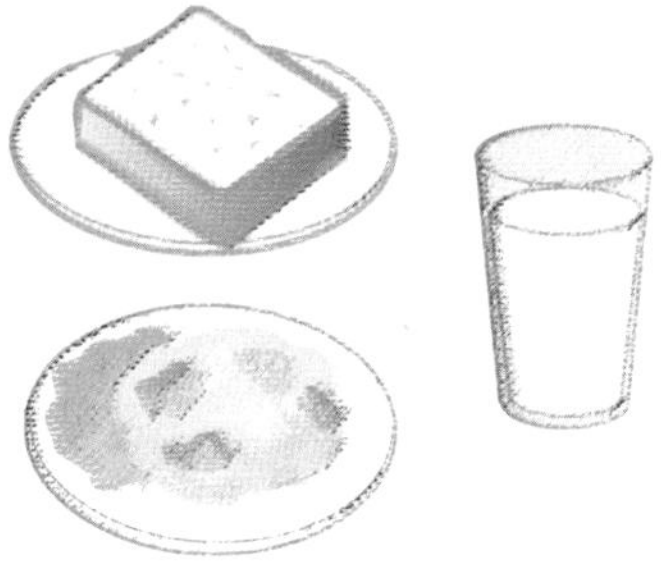

- 食パン
- ポテトサラダ
  （ハムやサラダチキンを入れる）
  ※前日の残りや市販の惣菜でもよい
- カットトマト　または　プチトマト
- 牛乳　または　ヨーグルト

昼

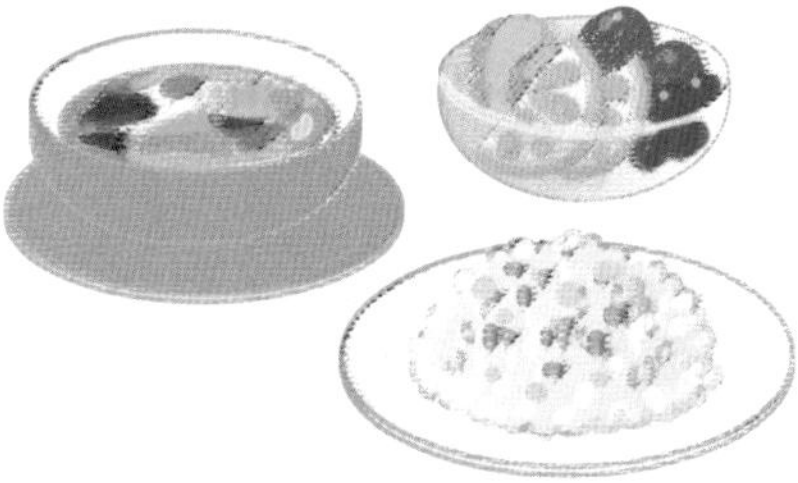

- チャーハン
  （卵やひき肉、残り野菜利用）
- ほうれん草とワカメのスープ
  （ごま入り）
  ※インスタントワカメスープにほうれん草（冷凍ほうれん草も可）をプラス
- 果物

夜

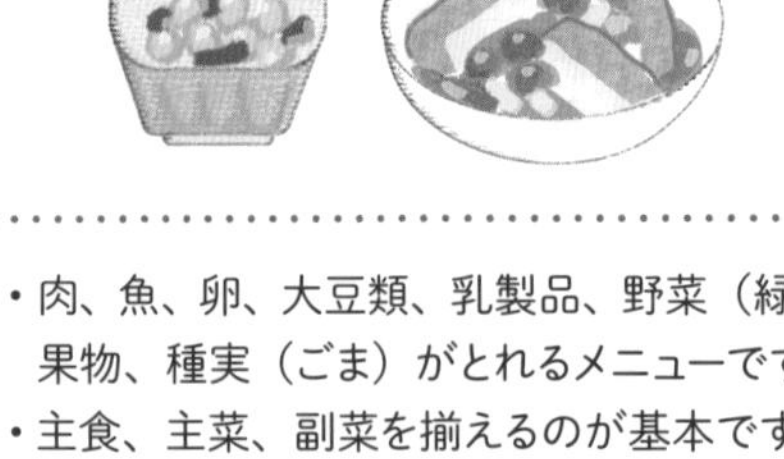

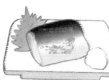

- ご飯
- 魚の塩焼き（さけやさばなど）
  大根おろし添え
- 厚揚げとシメジ、小松菜の煮びたし
- 煮豆（甘煮か昆布大豆）

・肉、魚、卵、大豆類、乳製品、野菜（緑黄色野菜、淡色野菜）、芋類、海藻、キノコ、果物、種実（ごま）がとれるメニューです。
・主食、主菜、副菜を揃えるのが基本ですが、昼は麺類、ご飯ものでも大丈夫です。かんたんに作れるよう品数は少なめですが、できる人は副菜を増やしてもよいでしょう。

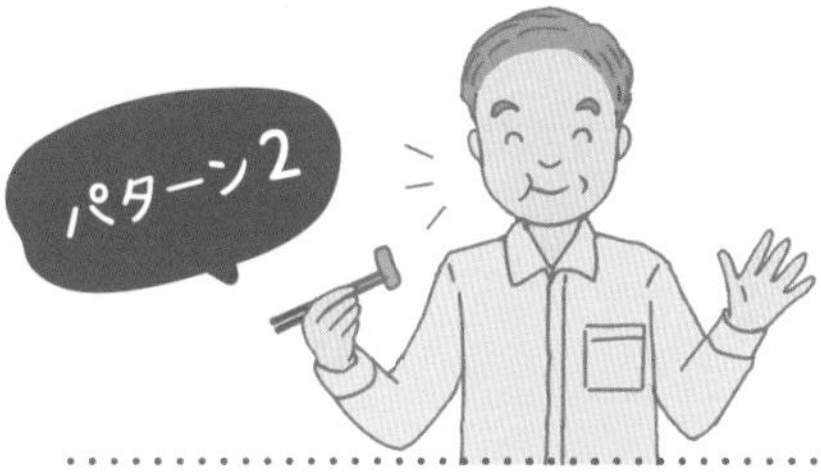

朝

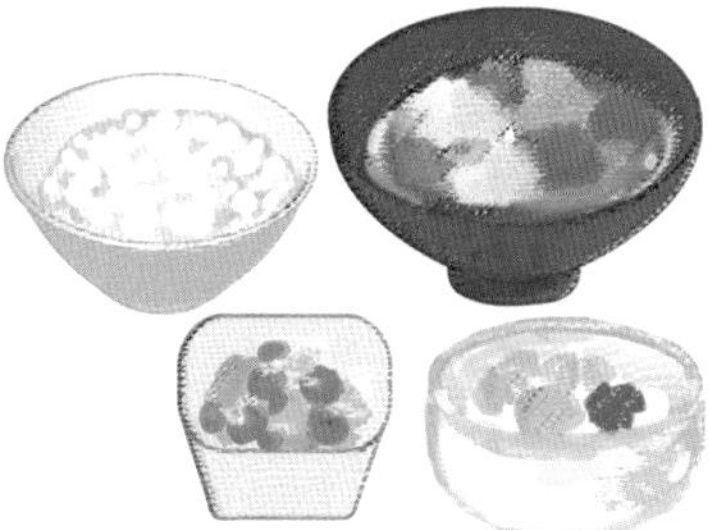

- ご飯
- 里芋（冷凍や水煮利用）と
  人参の味噌汁
  ※前日の残りの豚汁やけんちん汁でもよい
- さけ缶となめ茸（びん詰）の
  おろし和え
- フルーツヨーグルト

昼

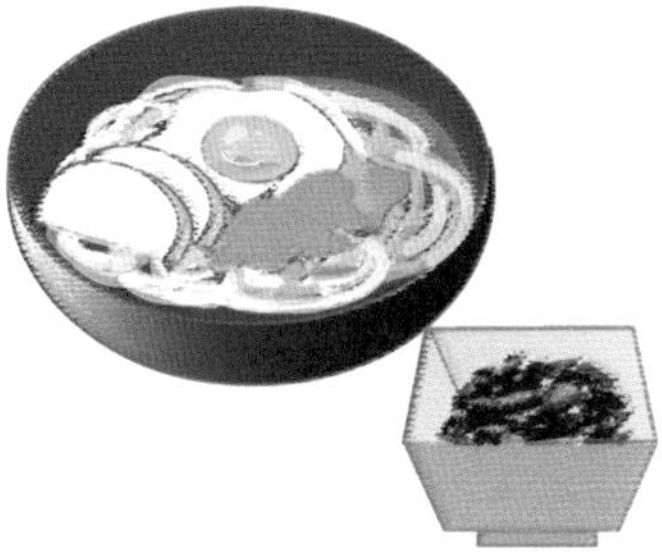

- 卵とじうどん
  （ほうれん草、かまぼこをのせる）
  ※卵でとじず市販の温泉卵をのせてもよい
- ひじきの煮物
  ※市販の惣菜でもよい

夜

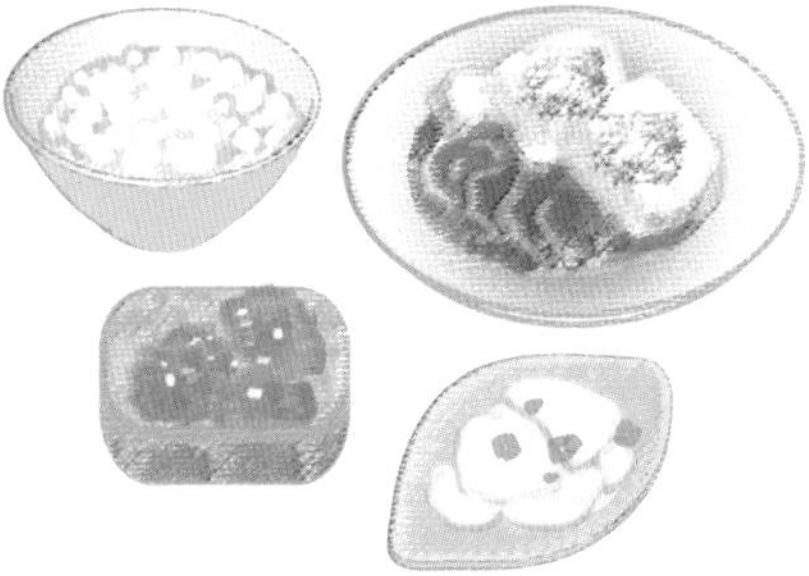

- ご飯
- 肉豆腐
- ブロッコリーのごま和え
- カブ（大根）の甘酢漬け

・汁物は塩分を考慮し、1日1杯程度にしています。（麺類の汁はカウントしていません）
・食パンの耳を落とす場合はカロリーが 2/3 くらいに減ってしまうので、厚切り食パンにするとよいでしょう。

監修

特定非営利活動法人 京都栄養士ネット

訪問栄養食事指導（医療報酬・介護報酬の制度適用）で地域の人々の健康と栄養をサポートする管理栄養士のグループ。メンバーは京都府栄養士会の会員。2012年結成。2018年9月に「認定栄養ケア・ステーション」の認定を受け、京都府全域で訪問栄養指導を中心とした活動を行っている。2021年10月より「機能強化型栄養ケアステーション」に移行認定。在宅で療養されているかたを訪問して、食事の作り方や、どの程度栄養がとれているか、必要な栄養をとるには何を補えばよいかなどを、そのかたの嗜好や生活環境を大事にしながら、提案している。おいしく、家庭内で実践してもらえる支援を目指し、多職種と連携し、活動している。2022年12月にもっと地域の人々の近くで幅広い支援を行いたいとの思いから「特定非営利活動法人 京都栄養士ネット」を設立。

https://kyoto-houmoneiyoushi.opal.ne.jp/

近隣の栄養ケア・ステーションを探したいときは

公益社団法人 日本栄養士会　https://www.dietitian.or.jp/

※近隣に栄養ケア・ステーションがないときは、かかりつけ医、ケアマネジャー、各都道府県の栄養士会に相談を。

Staff

編集　　岡田稔子

ブックデザイン　　丸山智子、杉本ひかり（おすぎとまる）

イラスト　　小林裕美子

校正　　玄冬書林

撮影　　天野憲仁（日本文芸社）

70歳《さい》からおいしく栄《えい》養《よう》がとれる食《しょく》事《じ》のくふう

2024年1月1日　第１刷発行

監修者　特《とく》定《てい》非《ひ》営《えい》利《り》活《かつ》動《どう》法《ほう》人《じん》 京《きょう》都《と》栄《えい》養《よう》士《し》ネット

発行者　吉田芳史

印刷所　株式会社 文化カラー印刷

製本所　大口製本印刷株式会社

発行所　株式会社 日本文芸社

〒100-0003　東京都千代田区一ツ橋 1-1-1 パレスサイドビル 8F

TEL 03-5224-6460（代表）

内容に関するお問い合わせは、小社ウェブサイトお問い合わせフォームまでお願いいたします。

URL https://www.nihonbungeisha.co.jp/

Printed in Japan　112231218-112231218 Ⓝ 01（240103）

ISBN978-4-537-22168-8

編集担当　和田